ぼくらの環境戦争

よしだ まさはる

ぼくらの環境戦争

インターネットで調べる化学物質

海鳴社

もくじ

序　章　九
第一章　沈黙の春（健と俊一のメール交換）　一七
第二章　俊一との会話　二五
有害な化学物質
第三章　公　害　三三
歴史／政府の措置／水俣病／イタイイタイ病
カネミ油症事件／ＰＣＢ／排水基準／環境基準
第四章　テレビ（雪印牛乳事件）を見て、
健と俊一との会話　四六
第五章　合成ポリマー　五〇
種類／尿素樹脂事件
第六章　シックハウス症候群　六三
接着剤／ホルマリン／ＶＯＣ／尿素樹脂から
ホルマリンが出る仕組み

第七章　海水浴の帰り　八五
第八章　プラスティックのリサイクル　九四
インターネット／リサイクルの歴史・種類・問題点・実績／超臨界水／リサイクルマーク
第九章　ダイオキシン（健の調査）　一一三
環境汚染と生物濃縮
第十章　ダイオキシン（健と俊一のメール交換）　一二五
化学構造式
第十一章　奪われし未来　一三七
環境ホルモン
第十二章　八ケ岳　一五四
オゾン層破壊／地球温暖化／物質の分類
参考文献　一七一

挿絵：北村　好朗

序章

朝早くからセミの声がうるさい。中学二年生の古賀健（たけし）はミーンミーンと外界の音と光で二階の部屋にいる自分をみつけた。

昨日、この横浜郊外の新築の家に越してきて最初の朝である。健は妹の徳子（のりこ）と両親の四人家族である。健にとっては初めて手に入れた自分の部屋である。ベッドで目覚めたのも初めてである。前の家では畳に布団であった。

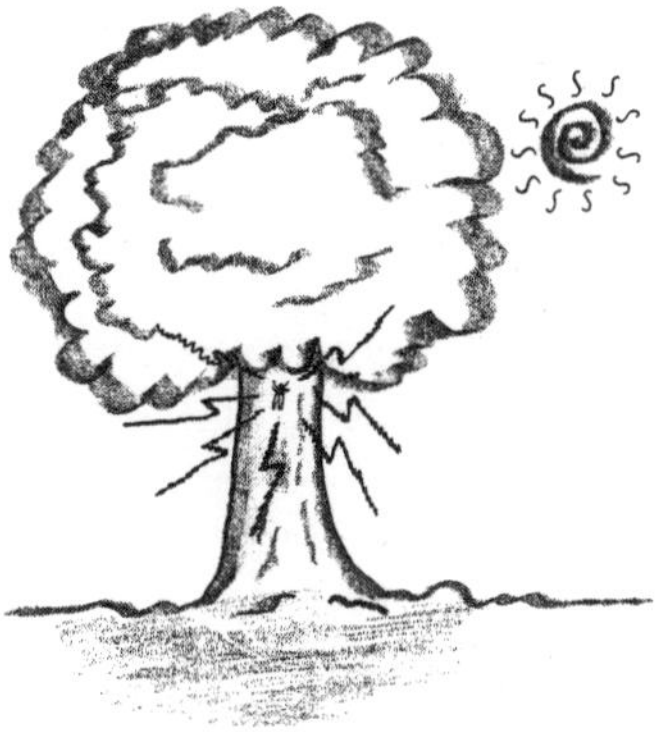

「これで十分勉強できるわね」

「社宅にいれば三〇分以上も寝ていられるのに。家を建てたのは全てお前たちのためなのだから」

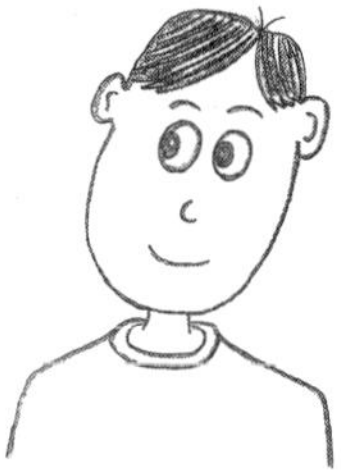

と父母の声が今も耳に残っている。
そのわりに健も徳子も父の雅彦や母の素子から勉強しろとうるさく言われたことはない。二人とも比較的よい子供であったせいもある。その上、大手の電気会社の研究所に勤める父の考え方が大きいようである。優秀な大学を出たにもかかわらず発想の貧困な若手を多くみてきたせいか、勉強ばかりではつまらないぞ、とよく口に出していた父であった。
ただ二人の子供たちは独立した部屋を与えられた代わりにいくつかの約束をさせられた。
・部屋には鍵をかけない。
・自分の部屋は自分で掃除をする。
・食事の時はすぐ部屋からでて一階の食堂兼居間に集合。
時計を見ると、まだ七時。新学期が始まると新しい中学に転校であるが、今は夏休み。

いかにも新築の香りがするのも健にとっては気持ちのよい朝であった。

「トントン」とノックの音がして

「お兄さん、起きている？」

と徳子が入ってきた。まだパジャマのままである。顔色が悪い。

「私、頭が痛い」

顔には脂汗がにじみ出ている。

特別寒がりというわけではないが、徳子は冷房も嫌いで、その上夏でも窓も締めて寝る習慣だ。その徳子の様子には熱もなく、どうやら風邪ではなさそうである。父が会社へ出かけたあと母につれられて近所の内科の先生にみてもらったが病名はわからない。そのうち徳子も元気になってきたので健も安心していた。

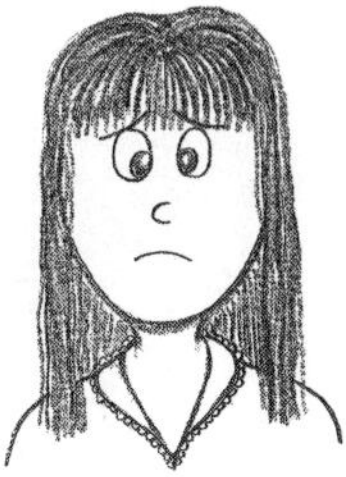

そして明くる朝。「トントン」「私、また頭が痛い」

そして次の朝も「トントン」「頭が痛い」

お医者さまは「思春期によくある現象です。環境が変わったためかもしれません。時間がたてばなおると思いますが、念のために総合病院を紹介しましょう」

総合病院は聖マリアンヌという西洋名のしゃれた名前だった。やさしそうな若いお医者さまが話をきいただけで
「多分、ホルマリンのせいでしょう。新築の家ではこのごろ多いんですよ」

「しばらくはせめて廊下側のドアを開けたまま寝てください」

「できれば外側の窓を少し開けた方が良いかな」

「換気がよければすぐなおってしまいます」

もらった薬は元薬剤師の素子に言わせると単なる精神安定剤だったそうである。

それでも、翌朝は嘘のように元気になった徳子を連れた母に向かってその先生は

「でも化学物質過敏症でなくてよかったですよ」

と、別のやっかいな患者の話をしてくれたそうである。そのひとは昼間も頭痛がなおらなくて、いろいろな治療も効かず、今ではせっかくの新築のマンションから元のアパートに戻ったということであった。

その日の夕食は久しぶりに早く帰ってきた雅彦を交えてその話に花が咲いた。

「ところで、ホルマリンてなに？」と徳子。

「おい、健、もう中学生だから知っているだろう」

「知らないや。まだ習っていないもの」

「それはね、建材や壁紙の接着剤に使われているんだ。家を建てて新しいうちは、ほんの少しずつにじみ出てくるんだよ。昔は新建材の香りといって喜んだものだがね」

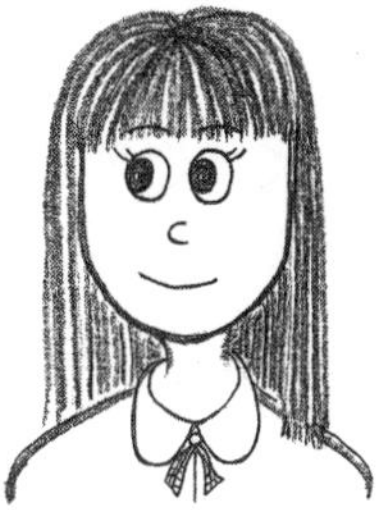

「僕はよい匂いだと思っていたんだけど」

朝の香りを思い出しながら健が言うと

「最近はほんの少しで頭痛や吐き気が起こる人が増えているときいていたが、徳子だったとはね」

「でももっと怖い話を先生からきいたわ」

と、母の素子が会話にわりこんできた。

そこで病院の先生から教わった化学物質過敏症の患者の話を母が始めた。

素子の話

その人は徳子なんかよりずっと少ない量のホルマリンに過敏で、普通の人が感じないような量で症状が起こるそうである。化学が進歩したおかげで本来自然界になかった化学物質を人間が作りだしている。いつのまにか身のまわりにあって、人によっては傷害の原因となるとのこと。

本当に、「人によっては」なんだろうか。僕たち気がついていないだけで少しずつ身体をおかされているのではないか。それに人の作り出したものならホルマリンだけではないのではないか。

急に心配になってきた健が父に尋ねた。

「うん、よく気がついた。一度自分で調べてみないか。俊ちゃんにも相談してみるといいよ」

俊ちゃんは町田市に住んでいる健の従兄弟で、化学専攻の大学一年生・守口俊一のことである。伯母の彰子は健の父の姉にあたる。健にとっては小さい頃から兄のようにして育ってきた。俊一も一人っ子のためか、いつも健を可愛がっていた。

父はもう中学生だから読めるだろうと一冊の本を出してくれた。

「父さんが初めてこれを読んだ時にはとても感激したものさ。
　化学物質である殺虫剤が環境や人をどのようにしたかと言うことの本だけどね」
　本は『沈黙の春』、Ｒ・カーソン著となっていた。

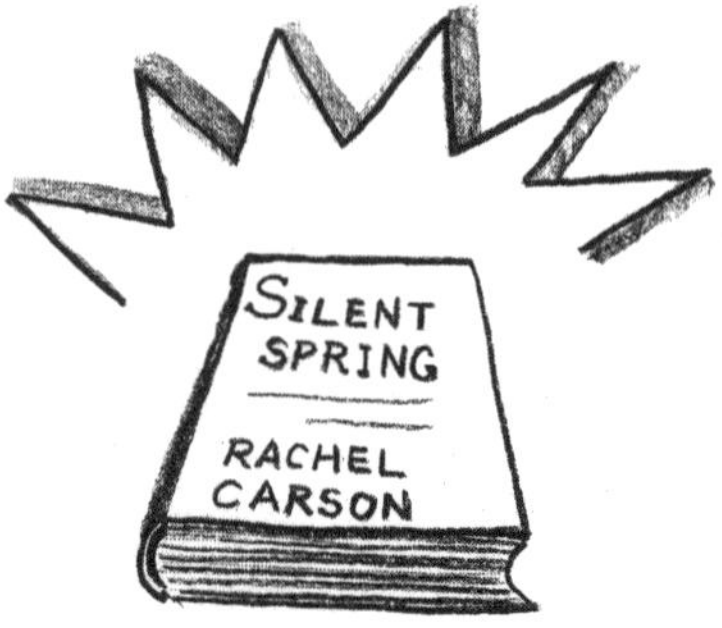

第一章　沈黙の春（健と俊一のメール交換）

父から借りたR・カーソン女史の『沈黙の春』を読み終えるには、中学二年生の健にとって一週間もかかりました。難しい言葉が多く、父が帰ってくるたびにうるさく質問したりしましたが、読み進むにしたがって、健にはいろいろなことがらが頭から離れなくなりました。

四〇年も昔の話だが、その後アメリカはどうなったのだろう。日本でもやっぱり同じようなことがおこったのか。殺虫剤のような化学物質が今でも周りにまきちらされているのか。ホルマリンは大丈夫なのか。次から次へと疑問がおこります。

健は小学生の時から父にパソコンの手ほどきを受け、今ではメールもインターネットもこなします。パソコンは父と共用ですが自分のアドレスは持っています。

『沈黙の春』を読んだ興奮の勢いでそのまま従兄弟の俊一にメールでいろいろ聞いてみました。

健のメール

俊兄さん。この前徳子がホルマリンで病気になったことは伯母さんから聞きましたか。あのことがきっかけで父さんから『沈黙の春』の本を借りて読みました。すこし難しいでしたが、化学薬品の名前をとばしながら読みました。そんな読み方をしても、まだからだが震えるような興奮に包まれています。

デイルドリン、アルドリン、エンドリンの名前の殺虫剤は覚えました。昆虫だけでなくあんなにたくさんの小鳥たちが死んでしまうなんて。


今度の家は南隣に広い庭があります。昔からの地主さんの家で三〇メートルをこす何本かの欅（けやき）の木のほかに東側には竹林、我が家との境には榎（えのき）まであります。奥の方には父さんに言わせると今は花が咲いていませんが梅林があります。「春には鶯がうるさいだろうな」と楽しみにしています。

今の季節でも、カラス、雀、鳩、ここまでは前の社宅でも見ていました。そのうえ椋鳥やヒヨドリ、オナガがいます。

父さんが庭の境のフェンスにリンゴをぶらさげました。すると二羽のヒヨドリが毎日やって来てリンゴをかじります。横浜は都会のはずでしたが妹と「ほんとにここも横浜？」と笑っているくらいです。

こんな小鳥たちも『沈黙の春』の世界のように死んでいなくなってしまうのでしょうか。

本の中では鳥たちばかりか、魚や昆虫も大量に死んでしまいました。そのうえ人間まで「癌」にかかるって。四〇年以上も前のことらしいけれども、これらの事件は全部本当のことですか。

化学薬品て怖いですね。日本の場合はどうなっていたんですか。やはり殺虫剤が散布されて、たくさんの小鳥たちが死んだのですか。

工場から出た薬品が魚に濃縮され、その魚を食べて人が水俣病という病気になった話を父さんから聞いたことがあります。徳子の「ホルマリン」も化学薬品ですよね。医者の先生のはなしの「化学物質過敏症」の化学物質も化学薬品ですよね。

父さんからは「それでも化学はずいぶん役にたっているんだ」。

「お前の好きなパソコンの外側のプラスティック、アルミサッシ、それにお米が日本で余るほどとれているのは化学肥料という化学物質のおかげである」と言われました。

大切なのはものごとを一方向からだけでなくいろいろな方向から見て考えることで、カーソンのいう「生態学」の本質もそうなんですって。

俊兄さん。俊兄さんは化学を勉強するために大学へ行ったのでしょう。化学物質てこわくありませんか。

この本からたくさんのことを学んだような気がします。「ｐｐｍ」という単位も調べました。それより「人間は自然を、環境を大切にしなければ生きられないんだ」ということを知った気がします。

それでも身のまわりの化学物質とはまだまだわからないことが一杯あります。一度、俊兄さんにいろいろ聞かせて欲しいと思い、この手紙を書きました。

克己伯父さん、彰子伯母さんによろしく。

健■

健にとってこんな長いメールを送るのは初めてのことでした。

俊一からのメール

メールありがとう。身のまわりの化学物質について聞かして欲しいだって？　恐れ入りました。徳ちゃんの頭痛と本の関係がよく理解できないけど。

カーソンの『沈黙の春』を読んだんだって。すごいだろう。「環境問題」って知ってるかい。最近はテレビや新聞でちょくちょく取り上げているから言葉は聞いたことがあると思う。この環境問題に関心を持っている人にとっては、この本はバイブルみたいなものなんだ。

　化学物質、特に殺虫剤の環境破壊問題をとりあげ、環境破壊は生態系の破壊をもたらし、そのうち人間にとっても破滅につながる、という人類に対する警鐘をならした書物であることはこれを読んだ君はよく理解しているよね。

　事実に基づいての警鐘は、それも内容があまりすさまじいのでアメリカでも大反響をまきおこし、農薬製造企業やある種の役人からカーソンはヒステリー女と攻撃されたんだ。そうそう、この本を書いた当時のカーソンは六〇歳近いおばさんで海洋学者さ。それで専門でもない殺虫剤や陸上の昆虫に口を出したと言われたのさ。

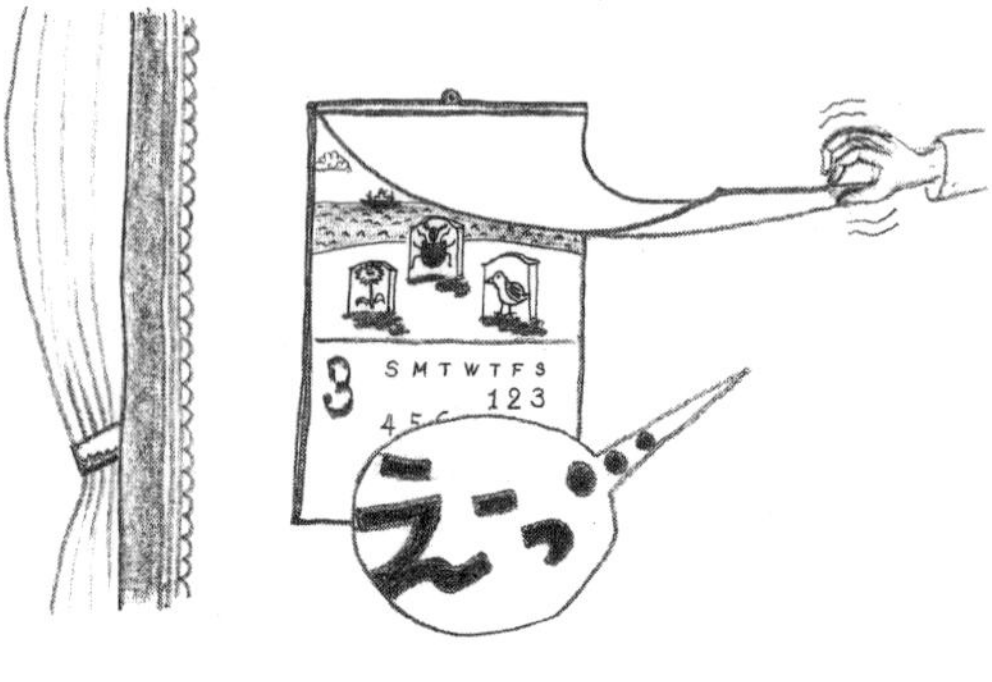

でも時の大統領のケネディがカーソンに逢ってこの問題をとりあげ、その後アメリ

カ政府はいくつかの法律を作り、この問題に対処していったという。
そのためカーソンの「花も咲かず、虫もいなくなって小鳥も鳴かない沈黙の春」の恐ろしい予測はありがたいことに外れてしまった。

僕たち化学を専攻するものにとっては、人間の作り出した化学物質が環境を破壊し、人間に害を及ぼしたという事実から一度は読んでおかなければならない本になっているよ。

それにしても電子屋さんの叔父さんがよくこの本を持っていたよね。もっとも、この本は化学だけでなく生態系と人間の関わり方という意味で科学（化学ではない。分かるよね）に携わる人間にとってやはり重要なんだ。

本題にもどろう。「日本の場合は」「身のまわりの化学物質」これらがどうなっているのか。すごい質問だよね。ちょうどカーソンがこの本を書き上げた一九六〇年代は日本の経済成長が始まりはじめた時なんだ。所得倍増どころか三倍四倍を目指して、日本中に工業化の嵐が吹きまくり、化学産業は安くて効率の良い生産をめざしたんだ。そして廃液や排気などの排出物にお金をかけずそのまま垂れ流してしまったんだ。その結果、あちこちに公害が発生することになった。叔父さんの話したという「水俣病」もそのうちのひとつなんだ。

そして日本はどうなったって？

君の質問に答えるためにはこのメールではとても足りないよ。まだ夏休みだろう。一度町田まで遊びにおいでよ。

俊一

■

第二章　俊一との会話

翌日、健は町田市の俊一の家を訪ねました。

伯母さんの歓迎の言葉もそこそこに俊一の部屋のある二階へ向かいました。俊一は京都の大学に行っていますが、今は夏休みで町田の家に帰っているのです。健と俊一は久しぶりの対面でした。

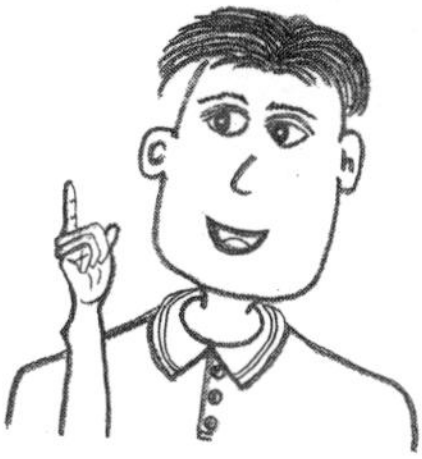

二階の階段から顔を出した俊一は、にこにこと真っ黒に日焼けした顔をほころばせていました。

俊一は山登りが好きで南アルプス縦走から帰ったばかりでした。

「よっ、久しぶり。元気そうだね」

「今日は泊まっていくのだろう？

それにしても健ちゃんがもう『沈黙の春』とはね」

俊一の部屋には数学や化学の本にならんで「公害概論」や「ダイオキシン問題」等の本が健の眼を射ました。

「うん、これかい？

十月に公害管理者の国家試験があるんだ」

俊一に言わせると国家試験も趣味と実益の問題になるそうです。

妹の徳子のホルマリン問題、お医者さんから聞いた「化学物質過敏症」のかわいそうな患者さんのこと。化学物質に関心を抱き父から『沈黙の春』を借りて読んだことなどを話しました。俊一は黙って口をはさまず聞いてくれました。

そしてメールに書いたように身のまわりの化学物質がどうなっているのか、環境に与える影響は。日本ではアメリカのような問題はおこらなかったのか等のやつぎばやの質問に

「ちょっと問題を整理してみよう。

身のまわりの化学物質といっても叔父さんの言うように役にたつものの方が多く、害を与えるものは少ないんだ。

日本の場合はカーソンの本にあるような殺虫剤の散布はあまり問題にならなかった。というより散布するにしても、アメリカに比べて規模も小さく飛行機からばらまくようなことはあまりなかったんだ」

「じゃあ殺虫剤などの農薬は災害を引き起こさなかったの？」

「殺虫剤などの薬品を散布していたお百姓さんがそれを体に浴びて病気にかかったりしたが、さっきも言ったように大規模な問題にはならなかった。

お米はそのころから平成にいたるまで毎年の豊作が続いたしね。農業そのものにとって、これは殺虫剤の害とは別の問題を抱えていくことになるのだが、ここでは触れないことにするよ。

そのかわり、殺虫剤に替わって化学物質の害といえば、そのころから発展してきた化学工場からの排気や排水に有害物質の化学物質が混じり、各地に災害が起こりはじめた。これが公害さ」

二階の窓からは隣の家のひまわりが風にゆれています。そのまわりにはなにごともないようにアゲハチョウが舞っています。

俊一の話はまず身のまわりの化学物質の話から始まりました。

人の周りに存在する有害な化学物質

【1】 多くは製品の形をとって消費者の前にでてくる。

人間の合成した化学物質からできている製品は、プラスティック、洗剤、合成のり、塗料、シャンプー、フライパンのフッ素コーティングと数えあげたらきりがなく紙でさえも化学処理をした化学の産物であり人間にとって役にたつものである。

やっかいなのは、役にたつはずのものが別の面からみると最初は気がつかなかったが危険であったり環境をこわしたりする性質をもっているものがある。

・『沈黙の春』で扱われた各種の殺虫剤。
・熱や薬品や電気に強いポリ塩化ビフェニル（ＰＣＢ）は変電機の絶縁オイルや熱交換器の熱媒体として、また複写紙に使われていた。しかしそれがいったん外に漏れだすと大きな毒性を示すようになって環境を破壊する。
・また燃えなくて火災の危険が少ないために冷蔵庫や化粧品等のスプレー缶に使われていたフロンガスはオゾン層破壊をもたらす。オゾン層が破壊されると、今まで以上強い紫外線が地球にやってきて世界中で皮膚病にかかったり皮膚癌になる人が増える。

【２】　製品を作る際に出てくる廃液等に含まれていた有害な化学物質を工場から排出したために、一般の人や環境に悪い影響を与えた化学物質。
・今はほとんど終焉したが公害と呼ばれるものはほとんどこれにあたる。

【３】　製品にはなかったのが製品を焼却したりすると出てくる有害物質。

・塩素を含むプラスティックや塩素を含まないプラスティックでも、塩素と一緒に燃やすと生じるダイオキシンという化学物質。これは青酸カリや砒素よりも猛毒である。

［4］　製品に含まれているが微量であるため安全と思われていたのが、そうでないもの。

・ホルマリン（徳子ちゃんの頭痛）もこれにはいる。
・化学物質過敏症の原因物質。
・ほんの微量で生物の遺伝子に影響を与えるという環境ホルモンと呼ばれる化学物質。今はこれが一番怖い。これに相当する百種類近くのものがあげられているがまだ確定はしていない。■

「ちょっと複雑かな」

「うん。でも何とかついていくよ。でも有害なものかどうか境界がわかりにくいね」

「そうなんだ。そしてそれが問題なんだ」

「人工の化学物質は最初作られた時にその有害性に気がつかず、しかも分析手段が追いつかないほどの微量の世界で害を与えるようなことが出てきたんだ」

「微量ってどのくらいなの」

「ｐｐｍは勉強したといっていたよね」

「うん。百万分の一だよね」

「そう、千分の一グラム（一ミリグラム）の物質を一キログラム（一リットル）の水に溶かした濃度がほぼそれにあたるんだ」

「そして環境ホルモンやダイオキシンはそのまた百万分の一、つまり一リットルに一ピコグラムの濃度が問題になっている」

「うわー。すごい小さい量だね」

「それに公害のように害を与えたものと被害者がはっきりしているもののほかに、我々の家庭から出たゴミの焼却から作りだされ、被害者と加害者がはっきり分けられない物もあるんだ」

「うわー、大変だ。ダイオキシンて何？　それに公害につい

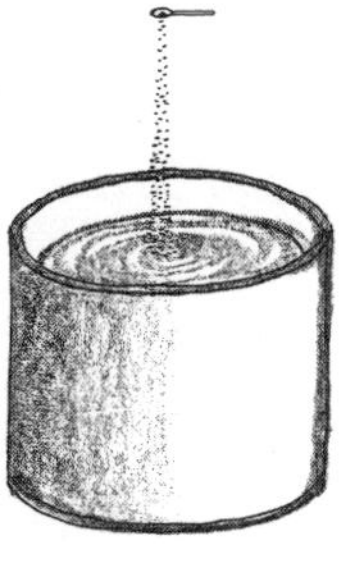

ても、もっと知りたいな」

「有害化学物質が一般の人との関わり合いで起こした最初の有名なのは公害問題さ。これが一番わかりやすいかもしれないね。

　ではまず最初に公害の問題からもう少し詳しく話してあげよう」

と、いうわけで俊一は傍らのいくつかの書物を開きながら健に話し始めました。

第三章　公　害

公害の歴史

これは、俊一の話を健があとでまとめたものである。

公害は昔からあった。日本の公害の原点は足尾鉱山鉱毒事件。江戸時代から存在した栃木県の足尾鉱山は、明治にはいり時の産業政策にのって銅鉱物の生産拡大を行った。鉱山から出た有毒な銅を含む廃液は渡良瀬川の流域を犯し、付近の水田稲作に被害を及ぼしたばかりでなく、人間も鉱毒によって病気になった。

明治の議員であった田中正造が議会に訴えたが効果はなく、この鉱山が閉鎖されたのは実に昭和の戦後を過ぎてからであった。

そして第二次世界大戦後、日本の経済は立ち直りをはかり日本各地での重化学工業化が一九五〇年代からの公害の原因となっている。

当時の公害発生状況を年表に示す。

一九五六年　熊本県水俣の漁民に奇病（水俣病問題の始まり）
　　　　　　四日市コンビナート海域に異臭魚
一九五八年　東京江戸川区パルプ工場に漁業被害者が乱入
一九五九年　水俣病は有機水銀による中毒と厚生省が答申
一九六四年　新潟県阿賀野川に第二水俣病
一九六五年〜一九七〇年　田子の浦製紙会社による田子の浦へドロ問題
一九六八年　富山県神通川流域でイタイイタイ病
一九六八年　ＰＣＢによるカネミ油症事件

■

日本政府の措置

▼一九五五年以前

日本政府は無関心。地方自治体（東京都、大阪府、神奈川県）が公害防止条例を公

布
一九五八年　工場排水規制法、水質保全法、下水道法を制定
一九六七年　公害対策基本法
一九七〇年　水質汚濁防止法、海洋汚染防止法等公害関連一四法
一九七一年　環境庁設置

▼代表的な公害の例
水俣病・イタイイタイ病・カネミ油症事件

■

水俣病

▼第一水俣病
一九五六年、熊本県水俣市の病院にわけの分からない奇病にかかった患者が運びこまれた。

あとで解ったことであるが、新日本窒素工場の排水中に含まれたアルキル水銀（有機水銀）が原因で水俣市の名前をとって水俣病と名付けられた。

症状は手足のしびれに始まり言語障害、歩行障害そして狂い死にするという恐ろし

い病気である。

工場で酢酸合成の触媒として使用していた水銀の一部が知らない間に化学反応をおこし、水銀より猛毒のアルキル水銀となった。

これが工場排水として付近の海（不知火海）に流れこんだ。

流れ込んだ濃度は低かったが　海→プランクトン→魚貝類→人間、と濃縮されて人の発病に至った。

▼第二水俣病
一九六四年、今度は熊本県と離れた新潟県阿賀野川下流域に水俣病と同症状の患者が発生した。

上流の昭和電工鹿瀬工場廃液によるアルキル水銀が疑われ、三年後の一九六七年厚生省特別研究班は昭和電工の排水が原因であると結論づけた。


この二つの水俣病は工場排水が原因で死者まで出した大災害である。また原因究明に何年もの歳月を要し、患者の救済にはさらに時間がかかった公害として、当時の典型的な公害問題であった。■

イタイイタイ病

一九六八年ごろ富山県神通川の流域でお年寄りを中心に奇病が起こっていた。骨軟化症による骨折、全身の激痛が症状の一つであり、この奇病に取り組んだ萩野医師により患者の悲鳴をとって「イタイイタイ病」と名づけられた。

原因は東邦亜鉛の富山工場から流された工場廃液のカドミウムが原因であった。■

カネミ油症事件

一九六八年、西日本を中心に米ぬか油を食べたものが大規模な中毒事件を引き起こした。カネミ倉庫が製造した米ぬか油であったのでカネミ油症とよばれた。油症の発症原因は米ぬか油に混入した化学物質のＰＣＢであった。

ＰＣＢは熱に強く米ぬか油の製造の加熱装置に使われていたが、本来製品に混じることがないはずであった。配管の微細亀裂により混入し、少量であったために工場検査でも見つからず商品として市場にながされ食されたものである。

このカネミ油症事件は水俣病やイタイイタイ病のように工場廃液によるものでないが、製品である食品に有毒化学物質が入ったということにより世間に衝撃を与えた。■

「どう、公害って解ったかな」

「うん、工場の廃液などに含まれる有害化学物質を工場から出さなければいいんだよね」

「そう。でもゼロにするわけにはいかない。

これらの事故のあと国は有害化学物質の工場排水の排水基準を決めて管理するようになったんだ。例えばカドミウムは一リットルにつき〇・一ミリグラム、アルキル水銀は検出されないことになっている。

さらに、工場は外へ出す液の濃度を測定し、記録しておく義務があることになっている」

「なるほど、あとになってもわかるようにだね。でも濃度が低くても廃液の量が多くなると、時間がたてば海や川は汚れないの？」

「それはね、海や川や湖には環境基準というものを国が決めて、例えばカドミウムなら一リットルにつき〇・〇一ミリグラムとなっている。このくらいなら、人間の健康にとって安全だという数値をね。これは排水基準をまもれば環境基準もオーバーしないはずなんだ。

渇水などで川の水が少ないところでは、排水基準を満足していても大量の工場排水が流れ込んだらどうなる？」

「川の水は環境基準をまもれないよね」

「だからその場合は、この環境基準をまもるために都道府県の知事はその工場が排水基準をまもっていても工場の排水を少なくしたり、止めることができるようになっている。

そしてこの環境基準を守ることによって自然環境を守ろうともしているんだよ」

「ふうん。もっと早く決まっていれば水俣病やイタイイタイ病はなかったよね」

「法律が遅くなりすぎたけど、今では工場排水や排気が原因となる公害はほとんどなくなったよ」

「良かったよね。でもカネミ油症はどうなるの」

「これは製品への毒物の混入だから、公害とは言えないかもしれない。けれど化学物質の引き起こした事件だからここにいれたんだ」

そして俊一は食品に猛毒の砒素が入った例を話し始めた。

「同じように有害化学物質が食品に入った事件は一九五五年の森永砒素ミルク事件というのがあった。これはミルクに工場で猛毒の化学物質の砒素が混入して一〇〇人以上の赤ちゃんが死に、患者は一万人以上になったんだ」

「怖いね。製品への有害化学物質の混入はどうして予防するの」

「これは一種の事故だから法律では予防できないね。ただそういう事故が起こった時の罰則を強くして製品を作る会社に予防させるようになっている。

原料を厳しく管理したり、原料や製品の近くに有害化学物質を置かない等を行い、万が一混入しても検査で製品としないようにしているはずだよ。

それからね、我々一般の人間もそういうことに厳しくならなければ。あのときは不買運動もおこったんだよ」

PCB

「カネミ油症のPCBは人間が作り出した塩素系の有機物質で毒のある化学物質なんだ」

「あれっ。『沈黙の春』の塩素系の殺虫剤に似ているね」

「うん、だけどね。PCBは殺虫剤と違って、普通の人には毒と解っていたのではないんだ。しかも、ほんの少しでも体に入るとじわじわと効いてきて手足のしびれ、頭痛、吹き出物そして最後は死にいたるんだ。カネミ油症事件では二〇〇〇人ぐらいの人が被害を被っている。

そして、死ななかった人でもいまだに後遺症で苦しんでいる人がいる。似たような事件は一九七九年に台湾でもおこり、やはり何千人という人が患者になっている。

有害化学物質は管理を怠ると大変なことになってしまう」

「僕、怖くなってきたよ」

「まだあるんだ。有機物ってわかるかい」

「それは学校で習ったよ。カーボンの入った化合物で澱粉やタンパク質なんかもそうなんでしょう」

「そう。そして自然界の有機物はいずれ小動物や細菌が分解してしまうんだ。だけど人間の作ったこのＰＣＢは半永久的に分解しない。

いつのまにか、いったん川や海に出てしまうと水俣病のときの二の舞さ。徐々に広がって小動物→魚貝類→人間と濃縮を続ける。人の体内に入って一定以上溜まれば発病してしまう。

北極の熊が絶滅しそうになったんだ。ほっとけば人間だって危ないものさ」

「どうすればいいの？」

「そこで日本を初め多くの国でＰＣＢの使用と生産を禁止したんだ。日本では一九七四年に使用と生産を禁止している」

「それで解決？」

「少しはね。ＰＣＢは分解しにくく燃えにくく熱にも電気にも強いのが長所だったのだけど」

「それは長所じゃないの？」

「この場合は逆さ。処理が難しい。

無理に焼却処理をしても普通の焼却所では処分できない。

へたな燃やしかたをすれば、より毒性の強いダイオキシンという化学物質をまきちらしてしまう」

「ダイオキシンてなに？」

「人類の作り出した最高の毒さ。でも詳しくはまた今度にしよう」

「処分できなかったＰＣＢはどうしたの」

「しかたがないからそれぞれの会社が保管している。まだ日本各地に一万トン以上残っているはずなんだが」

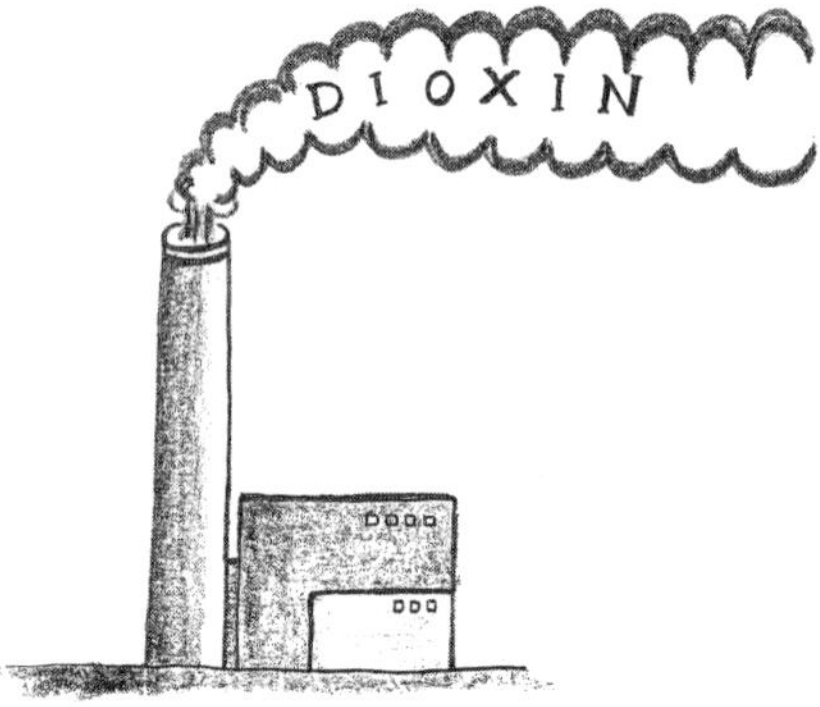

排水基準

健康保護項目の許容限度（mg/l）		生活環境項目の許容限度（mg/l）	
カドミウム	0.1	pH（海域）	5.0-9.0
シアン化合物	1	その他の水域	5.8-8.6
有機燐*1	1	BOD	160
鉛	0.1	COD	160
6価クロム	0.5	浮遊物質	200
砒素	0.1	ヘキサン抽出物	
総水銀	0.005	鉱物製油分	5
アルキル水銀	非検出	動植物製油分	30
ＰＣＢ	0.003	フェノール類	5
ジクロロメタン	0.2	銅	3
四塩化炭素	0.02	亜鉛	5
1,2-ジクロロエタン	0.04	溶解性鉄	10
1,1-ジクロロエチレン	0.2	溶解性マンガン	10
cis-1,2-ジクロロエチレ	0.4	総クロム	2
1,1,1-トリクロロエタン	3	フッ素	15
1,1,2-トリクロロエタン	0.06	大腸菌数*2	3000個/cc
トリクロロエチレン	0.3	窒素*3	120
テトラクロロエチレン	0.1	燐*3	16
1,3-ジクロロプロペン	0.02		
チウラム	0.06		
シマジン	0.03		
チオベンカルブ	0.2		
ベンゼン	0.1		
セレン	0.1		

*1：有機燐系農薬のうちパラチオン、メチルパラチオン、メチルジメトン およびEPNに限る
*2：大腸菌数は日間平均値のみを規定
*3：窒素、燐の排水基準は富栄養化の恐れのある湖沼、および海域または それに流入する公共用水域として環境庁長官が指定する水域に限り適用

環境基準
健康の保護と生活環境保全のために維持されることが望ましい基準

項目	基準値 (mg/l)	備考
カドミウム	0.01	金属
鉛	0.01	金属
６価クロム	0.05	金属
砒素	0.01	金属
総水銀	0.0005	金属
アルキル水銀	検出されないこと	有機金属化合物
全シアン	検出されないこと	非金属
ＰＣＢ	検出されないこと	有機塩素化合物
ジクロロメタン	0.02	洗浄剤
四塩化炭素	0.002	洗浄剤
1,2-ジクロロエタン	0.004	洗浄剤
1,1-ジクロロエチレン	0.02	洗浄剤
cis-1,2-ジクロロエチレン	0.04	洗浄剤
1,1,1-トリクロロエタン	1	洗浄剤
1,1,2-トリクロロエタン	0.006	洗浄剤
トリクロロエチレン	0.03	洗浄剤
テトラクロロエチレン	0.01	洗浄剤
1,3-ジクロロプロペン	0.002	農薬
チウラム	0.006	農薬
シマジン	0.003	農薬
チオベンカルブ	0.02	農薬
ベンゼン	0.01	農薬
セレン	0.01	元素

「使用禁止になって二〇年以上もたっているのに？　放っておけば勝手に川や海に流れ出ないのかな」

「そうならないように日本の政府も見張っていることに、なっている。

だけれど、本当は、僕たち一般の国民もこういうことを知って、勝手に捨てられたりして環境を破壊しないように見張っていかなければならないんだ」

「化学物質て怖いんだね」

「取り扱いを間違えれば化学

物質でなくても怖いものになるよ」

「次に、大丈夫だと思われていた製品が大丈夫でないかもしれないという話をしてあげよう」

「かもしれない？　まだ分かっていないの？　それも身の回りの化学物質のお話なの」

「そう。でも今日はここまで。あとは明日にしよう」

第四章　テレビ（雪印牛乳事件）を見て、健と俊一の会話

明くる日は朝から雨が降って少しだけ涼しい天気だった。

健と俊一は昨夜遅くまで話し込んでいた。健は俊一の家に泊まり、今さっき起きたところだ。克己伯父さんはもう出かけてしまった。

彰子伯母さんと俊一と健は食事をしながらテレビを見ていた。

テレビでは雪印の牛乳に黄色ブドウ状球菌の出す毒素がはいり被害者が一万人以上という報道をしていた。


「牛乳にどうして毒がはいったのかな」

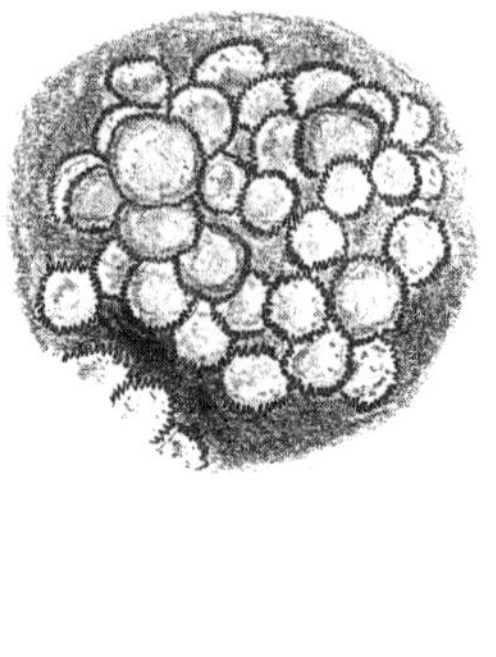

と最近すっかりこういう問題に関心が強くなった健がきりだした。

「食品には毒になる細菌がすぐ混じり込むんだ」

「殺菌はしないの？」

「もちろんするさ。

でもね細菌の中には自分が死んでも毒は残るものが多いんだ。Ｏ１５７て覚えているかい」

「学校給食で集団中毒を起こした奴だよね」

「そう。あの毒はベロ毒素といってＯ１５７が作り出した毒なんだ。

そしてあの毒はＯ１５７を殺しても毒は残る」

「じゃあ、どうすれば良いの？」

「まず毒になる細菌を入り込まさない。まわりの器具なんかの消毒なんかもそのひとつさ。

それに、たとえそういう菌がはいっても増えないうちに殺してしまうのが必要なんだ」

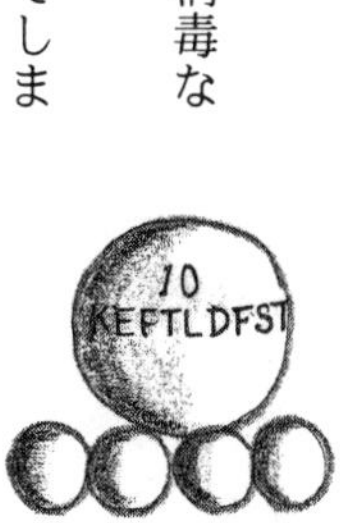

「雪印の場合はそれをやらなかったの？」

「さあ、直接聞いていないから解らない。でもなんらかの理由で黄色ブドウ状球菌が増える条件があったのだろう。増殖した菌が毒素を一杯作ったんだ」

「どんな条件なの」

「殺菌工程の前に四〇度付近の温度に何時間も置いたとか。一度増えてしまうと菌を殺しても毒は残るからね」

「ふうん。でも製品検査はするのでしょう」

「するさ。でも予測していないために検査項目に入っていないのだと思う。細菌検査はするが、毒素まではやらなかったのだろう。

　カネミ油症事件も森永砒素ミルク事件もそうなんだ。まさかそんな物が入って来るとは思わないから工場の検査項目に入っていない。だから検査ではつかまらなかったのだろうね」

「どうすれば良いのかな」

「製品に有害物質を入れないように注意することは当然だが、万が一入ってしまった製品を外に出さないために、あらゆることを想定して検査項目を考えること。

　そのためには検査項目を作る人は原料や製造工程を熟知していること。万が一のことも考えられるような広い視野をもって製品検査規格を作ること。

それにね、工程に異常があれば検査項目以外のことも調べなければいけないよ」

「そうすれば絶対大丈夫なの」

「科学の世界には絶対大丈夫はないんだ。原子力にしても、飛行機にしても。でも出来るだけ広い角度から予測をし、それに対して対策を考えておけば災害や事故をかなり防ぐことができる。

このくらいなら大丈夫、がこわいんだ。

今日はね、このくらいなら大丈夫だと思っていたんだけれども…。という話をしよう」

「大丈夫だと思われた製品がそうでないかもしれない

という話だよね」

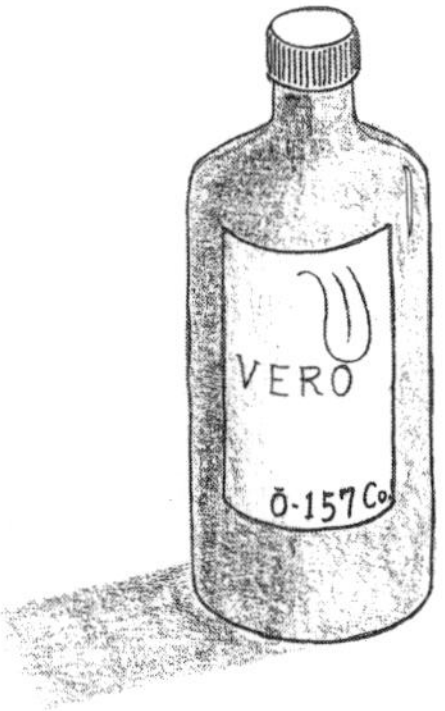

第五章　合成ポリマー

彰子伯母さんの切ってくれた西瓜を皿に一杯抱えながら、ふたりは俊一の二階の部屋にあがりました。

雨はどうやらあがったようです。

隣の庭のひまわりの近くに最近あまり見られなくなったモンキアゲハがひらひらと飛んでいます。

「健ちゃんの周りの化学製品にはどんなものがあるかい」

「まずプラスティックでしょう」

「プラスティックを説明できるかい」

「……」

「ポリマー、高分子化合物と言ったら知っているかい？」

「ええと、分子量が大きな化合物。澱粉やタンパク質、それに……ポリエチレン」

「なかなか良く知っているね。澱粉やタンパク質は天然のポリマー、ポリエチレンは人が作った合成ポリマー」

「そして合成ポリマーには服の材料で言えばそのシャツの繊維のナイロンやテトロンもそうなんだ」

「すると木綿や麻は天然のポリマーなんだね」

「そうそう。その合成ポリマーの中でバケツやフィルムのようないろいろな形に成形したものをプラスティックと呼んでいるんだ」

「なるほど。プラスティックは合成ポリマーから出来ているんだね」

「これから話すのはその合成ポリマーの話になるから、まず合成ポリマーの種類をざっと説明しておくよ」

そして俊一は次のように合成ポリマーの種類の話をしました。

合成ポリマーの種類

合成ポリマーは合成樹脂ともいい、プラスティックや繊維、接着剤や塗料の原料となっている。

ポリマーは大きな分子から成り立っている。合成ポリマーは人間の手で作られ、低分子化合物であるモノマーの一種もしくは数種類からなっている。

ポリエチレンはエチレンから、ポリスチレンはスチレンから、またペット樹脂（ポリエステル）はテレフタール酸とエチレングリコールから、というふうにである。そしてポリマーは何千個ものモノマーが反応してできた大きな分子である。

小さな分子のモノマーから大きな分子のポリマーを合成するのだが、人の手で作るものには未反応のモノマーが少し残っていたり、熱や光で時間とともに分解してモノマーが少しだが出てくることがある。したがって合成ポリマーのプラスティックにはこのモノマーが少しは含まれていることになる。

▼身近にある合成ポリマー

［1］　プラスティック

・ポリエチレン
　スーパーの食品袋、ラップフィルム、バケツ、水をいれるタンク、ザル等
・ポリプロピレン
　衣装ケース、ペット瓶のふた、バケツ、湯沸かしジャーの外側、写真ホールダーの透明フィルム等
・ポリ塩化ビニル
　壁紙、ラップフィルム、電線の外側、物干し竿等
・ポリスチレン
　魚や肉のトレイ、カセットテープやフロッピーのケース
・ペット（ポリエチレンテレフタレート）
　ジュースや醤油の透明瓶
・ポリカ（ポリカーボネート）
　食器、自動車ライト周辺、高速道路の透明遮音板等
・ABS樹脂
　電気洗濯機、テレビ、パソコンの外側
・不飽和ポリエステル樹脂

浴槽、マンションの屋上の水道タンク、モーターボート
・ポリウレタン
ベッドやソファーのマット、冷蔵庫等の断熱材
・エポキシ樹脂
テレビやパソコンの配線基板、ＩＣ保護材（封止材）、テニスのラケット枠等
・フェノール樹脂
テレビやラジオの配線板

〔2〕 繊維
・ナイロン
・ポリエステル（テトロン）
・アクリル樹脂

〔3〕 塗料・接着剤
・尿素樹脂
・フェノール樹脂

・メラミン樹脂
・エポキシ樹脂
・ウレタン樹脂
・ポリ酢酸ビニル
・クロロプレンゴム
・ポリ塩化ビニル
・アクリル樹脂
・フッ素樹脂
・シリコーン樹脂

■

「うわー、たくさんあるんだね」

「そうだよ。

これでもほんの一部分を示したんだ。実際にはもっと多く、百種類以上になるよ」

「電気製品の外側はＡＢＳ樹脂と決まっているの？」

「そうではないんだ。ＡＢＳ樹脂が多いけれども、安いのはポリプロピレンだし、ここに書いていないけれどポリフェニレンオキサイドとかポリスルホンとか決まっていないんだ」

「また、同じ名前でも合成のポリマーは中身が違っていることがあるんだよ。同じ名前のポリエチレンでも分子の大きさによって性質がかわるんだ。そのうえ、長いポリマーは枝分かれがしてくるものが多く、その枝分かれ程度によって密度や性質もかわってくる」

「たとえばどんなものがあるの？」

「一口にポリエチレンと言うよね。比較的枝分かれの少ないのが高密度ポリエチレン。薄くて丈夫なスーパーの袋がこのタイプ。枝分かれの多いのが低密度ポリエチレン。柔らかくてゴミ袋なんかに多いんだ。両方の作り方ともちがうのだけれど性質は中間に近いのがＬＬポリエチレン。そして…」

「まだあるの？」

「そうだよ。一つのポリマーで二種類以上のモノマーからなるものがあると言ったよね」

「うん。覚えているよ」

「このモノマーの構成比率を変えれば名前は同じでもまた違った性質のポリマーとなる」

「きりがないよね。なぜそんなに多くの種類のポリマーを作るのだろう」

「初めて合成されたポリマーはナイロンなんだ」

「アメリカのカローザスの発明だよね」

「そのカローザスは日本の絹に対抗して作ったと言われている。

そのとき〈絹より軽く鉄より強い〉ということを宣伝文句にしたんだ」

「ふうん」

「つまり、より安くて、少しでも良い性質のポリマーを作ろうと世界中の化学会社が競争した結果がこれなんだ」

「ちょっと覚えきれないよ」

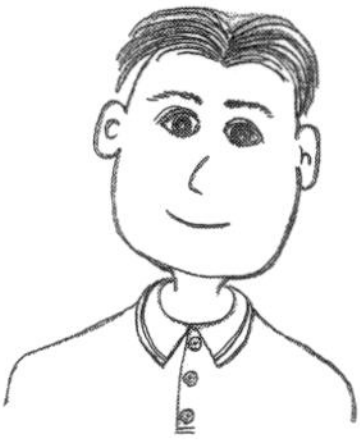

「全部は覚えなくて良いよ。僕だって知らないさ。でも僕たちの身近な身の周りにずいぶんの合成ポリマーがあることはわかったよね」
「うん。それは良くわかった」
「そして、そのポリマーが何種類ものモノマーからなっていることも判ったよね」

「うん。モノマーが有害なの?」

「少なくともポリマーは有害ではなかった。それも種類が増えたひとつさ。そしてそれに含まれるモノマーはたとえ多少害があっても非常に少ないので害にはならないとみんな考えていたんだ」

「害になったの?」

「それをこれから話すよ」

と俊一は合成ポリマーの中のプラスティックや接着剤の中のモノマーが起こした事件について話し始めました。

尿素樹脂事件

尿素樹脂からなるプラスティックはいまでは身の周りからはずいぶん少なくなった。これは一九六〇年代の中頃の日本の話である。

そのころは安くて丈夫できれいに着色できるプラスティックである尿素樹脂は食器やおもちゃに多く使われていた。

尿素樹脂は尿素とホルマリンの二つのモノマーから合成される。ユリヤ樹脂（尿素樹脂は尿を連想するので、商品にはユリヤ樹脂の名前が使われていることが多い）の製品からはホルマリンをゼロにすることはできない。

食器に使うような合成ポリマーに当時は食品衛生法で「常温で四％の酢酸に十分間浸した液からホルマリンが出てはいけない」となっていた。本来ユリヤ樹脂はポリエチレンほどではないが、それほど耐熱性の高いものではなく、熱湯を入れたりする容器には不向きであった。

それで食品衛生法でも常温（摂氏二五度）の四％酢酸と決めたわけである。ところが食器であるから、熱湯を注ぐこともある。

当時主婦連が何種類かのユリヤ樹脂製品の食器を試したところ、常温の四％酢酸のテストではホルマリンが出なかったが、ほとんどの食器からは八〇度のお湯のテストでホルマリンが検出された。

主婦連のこの発表は大反響を呼び起こし、ユリヤ食器は売れなくなり小売店から姿を消した。

食品衛生法による尿素樹脂製品のホルマリンの検査方法も見直しされ、ユリヤ樹脂は食器業界からほぼ姿を消した。

いまでは食器ばかりでなく子供の触るおもちゃも消費者が敬遠したため、ユリヤ樹脂製品は、やはり姿を消した。■

「尿素樹脂の食器は危険なのかな」

「お湯でホルマリンが出てくるのは事実だから。ホルマリンは一応有害な化学物質なのだから、そういう使い方をすれば安全とはいえないだろうね」

「だれか患者はでたの？」

「幸いにして尿素樹脂のホルマリンによる被害者の届けは出なかったようだ。腹痛ぐらいは陰であったかもしれないけれどね。これは当時の主婦連のお手柄さ」

「よかったね。でも考え方によれば今までの工場排水や毒の入った食べ物の話より怖いね」

「ほう。健ちゃんにも解るかい」

「だってそうなんでしょう。有害なホルマリンが入っていることは尿素樹脂を作っている人たちはみんな知っていた。

でもこのくらいなら食品に入らないだろうと思っていた。またこのくらいなら口に入っても大丈夫だろうと考えていた。

実際はそうじゃなかった」

「そう。毒なら製造工程で気をつけられるし、製品検査でチェックもできる。原料だとすると少し残るのはあたりまえ。このくらいなら良いのだろうと勝手に考えた。食品衛生法の検査基準もそうであったかもしれない」

「こんな場合。誰が僕たちをまもってくれるのだろう?」

「日本の場合、それが国の役割さ。でも国だって見落とすことが結構ある。だから、僕たちも化学物質を知らなくては自分をまもれないんだよ」

「徳ちゃんの頭痛もホルマリンだったんだよ。どこからホルマリンが出てきたのかな」

「本当はホルマリンと言っているのはホルムアルデヒドの水溶液なんだ。そしてホルムアルデヒドは気体なんだ。でもこれからもホルマリンと言う言葉で説明することにするよ」

「うん、承知。気体だからお医者さんはドアや窓をあけて換気をしなさいて言ったのか。でも家で尿素樹脂のプラスティックを使っていたのかな」

「多分尿素樹脂のプラスティックは使っていない。原因は接着剤だと思うよ」

俊一はいよいよ徳子の頭痛の原因のホルマリンについて話し始めました。

第六章　シックハウス症候群

新しい家やマンションに住み始めると頭が痛くなる人がいる。徳子の場合もそうであった。

俊一は新聞（日本消費者新聞、平成一二年八月一日）で読んだという大阪の歯科医院の上原浩之さんの話をした。

九二年一二月、歯科医院を開業するため、店舗つき住宅に入居。しかし、入居後まもなくして目が沁み出し、慢性的な目の充血、イライラ、集中力の低下などといった症状におそわれた。同様の症状は家族や職員にも現れ、春に気温が上昇したためさ

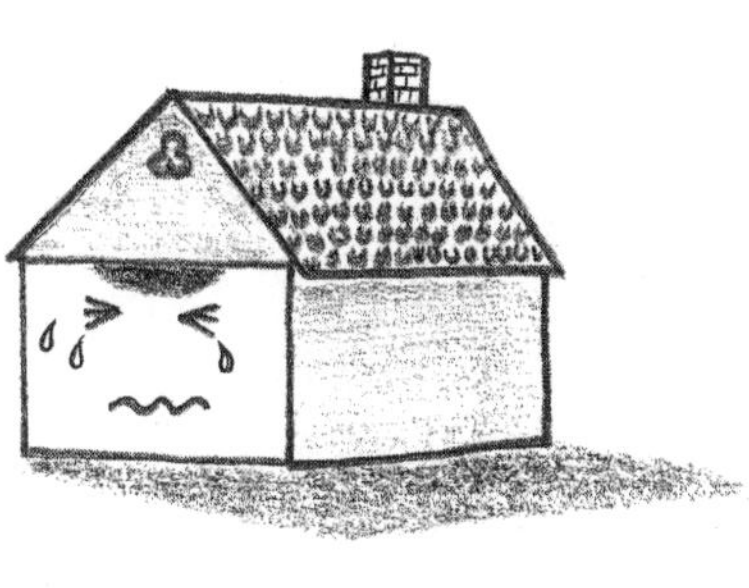

らに悪化した。

当時は総合病院の眼科医に相談しても原因は特定できなかった。

いまではシックハウス症候群としてマスコミ等に取り上げられており、多くの原因物質はホルマリンになっているが、ホルマリン以外の化学物質によって引き起こされる場合もある。

ホルマリンという化学物質が部屋の空気に混じりそれを吸うと頭が痛くなると言う。ホルマリンは空気中からでてくる。新築の家では接着剤から出て来るものが多いそうである。


「接着剤って知ってるね?」

「のりのことでしょう。物と物をくっつける」

「そのとおり。では健ちゃんはどんな接着剤を持ってるかな」

「ううんと。説明できないや」

「僕はこれだけ持っている」

俊一はそばの箱から大小のチューブものやらプラスティックの小瓶やらごそごそと取り出しました。どれもホームセンターで買い求めた家庭用です。

「これは水性のり。合成ポリマーのポバールの水溶液なんだ。昔は澱粉を使っていたけれど、今はほとんど合成ポリマーさ。紙同士をくっつけるのに使う」

俊一は次々と説明を始めました。

俊一の持っていた接着剤

【1】　水溶性のり

・ポバール（ポリビニルアルコール）、洗濯用のりとほとんど同じ成分。

・澱粉のり

【2】　水系エマルション

・ポリ酢酸ビニルの乳化液

よく「木工ボンド」等の商品名がついている。木と木をくっつける。【1】との違いは水系ではあるが乾くと水に溶けないため【1】より水に強い。

［3］ゴム系接着剤

・クロロプレンゴム、フェノール樹脂、有機溶剤

ゴム、皮、プラスティックなどほとんどあらゆる物をくっつける。「万能ボンド」「万能接着剤」等の商品名で売られている。

［4］瞬間接着剤

・シアノアクリレート（溶剤はない）

金属、陶器、固いプラスティック用。「何とかアルファ」の商品名が多い。

特徴は貼り合わせると一～二分の短時間で強くくっつく。

［5］エポキシ系接着剤

・エポキシ樹脂、ポリアミンと二本のチューブに分かれている。

使用する時に別々に絞り出した液を良く混ぜて塗布面に塗りくっつける。

完全にくっつけるには少し時間がかかる。

金属、陶器、ガラス等に用いる。［1］～［5］のなかではもっとも熱に強い

接着剤。

［6］その他

コンクリート用接着剤、自転車のパンク修理用、シリコーン系の隙間シーラント■

「うわー。ずいぶんあるんだね。俊兄さんはほんとに、こんなに使うの」

「そうだよ。そのシーラントだって、この前部屋の窓枠から雨がしみこんできたので使った残りさ。みんなホームセンターで売っている」

「でもなぜこんなに種類が必要なの」

「くっつける相手と使い方に応じてどうしても数が増えるんだ。

健ちゃんぐらいの中学生の時から［1］～［5］の五種類はいつも持っていたよ」

「ところで健ちゃん、接着ってどういうことか説明できるかい」

「ううん…」

「くっつける面に何かを塗っておいて貼り合わせたあとで塗ったものが固まることさ。

だから塗るためには液体でなければならない」

「なるほど。だからのりは水にとけているんだ」

「[1]〜[3]は水や有機溶剤が蒸発して接着剤が固まる。瞬間接着剤は空気中の水分が触媒となって液である接着剤が反応して固体になる。エポキシ系は二液が反応して固まる」

「固まればくっつくんだ」

「でも固まったものが壊れやすかったり、水に溶けたり、熱に弱かったりすると接着したところも当然そうなるよね」

「それで多くの種類になるのか」

「それにね。さっき塗ると言ったよね。塗るためには接着剤が弾かれてはいけないんだ」

「塗る相手が変わると弾かれないように、接着剤の種類も変えなければならないということか。種類もたくさんになるよね」

「そしてほとんどが合成の化学物質で出来ているんだよ」

「危険はないの」

「もちろんあるさ。食べちゃいけないことはわかるよね。

そのほか、眼にいれない、手につけない、子供の手の届くところに置かないなど注意事項が書いてある」

「じゃあ、家庭用の接着剤は取り扱いに注意すれば危険はないんだね」

「工業用の接着剤もそう思われてきたんだ」

「工業用の接着剤って？」

「工場で使う接着剤や大工さんや内装屋さんが使う接着剤だよ。

一度に使う量が多く、種類も圧倒的に多い。

これから話す接着材も工業用の接着剤さ」

ホルマリンが出てくる材料

家を新築したりするときには家庭用と違った接着剤を大量に使う。

建築には板がつきものである。数ミリ～十数ミリの板を天井、床、場合によっては壁、押入の棚と大量につかう。

でも普通の家で使う板は木からそのまま切り出したものではない。

木をちょうど大根の桂剥きのように薄くはいだ単板を繊維方向を直交させて何枚か接着剤で貼り合わせたのが合板。

廃材を削り小さな削片にして接着剤を混ぜて熱と圧力をかけて成型したパーチクルボードやファイバーボード。

いずれも細い木や廃材から工場で作るので安くて幅の広い板が出来る。そのうえこの板は天然の板より反りが少なく丈夫である。

こうして板をつくるには大量の接着剤が使われる。

これらの接着剤には尿素とホルマリンからなる尿素樹脂やフェノールとホルマリンからなるフェノール樹脂、またはメラミンとホルマリンからなるメラミン樹脂が多く使われる。またこれらを混ぜて使われるが、合成の板には最も安い尿素樹脂が圧倒的に多い。

合板やパーチクルボード、ファイバーボードは家具にも使われる。タンス、食器棚、木の本棚、机、ベッド、台所のキッチンシステムと数えあげればきりがないほどである。いずれも新築の家には新しい板を使った新しい家具が備え付けられる。

そしてこれらの接着剤からホルマリンが少しずつ出てくると言うわけである。新しい物ほど出やすく部屋の温度が高いと出やすい。

新築の家では最近は和室より洋室が多くなった。その壁の仕上げにはほとんど壁紙が貼られている。

塩ビ壁紙が多い。塩ビ壁紙は紙にポリ塩化ビニルを塗布して模様や凹凸をつけた壁紙である。

ポバールのような水溶性の接着剤で壁に貼ると、乾くとピンと貼れてきれいになる。ただ前に言ったように水溶性の接着剤は水に弱く湿気ではがれる。

これを防ぐために、ホルマリンやグリオキザール（これも分解してホルマリンになる）を入れておくと湿気でも剥がれなくなる。ただしこれは尿素樹脂と同じようにホルマリンを放出する。

そのほかに、ホルマリンは防腐剤にもなり、ダニなどの虫を防ぐ。そのためにわざと家具などにはホルマリンをしみこませたのもある。

当然これもホルマリンが室内の空気中に出てくる原因になる。

ホルマリン

ホルマリンはホルムアルデヒドの水溶液である。

ホルムアルデヒドは眼、鼻、のどへの刺激作用が強い化学物質で頭痛、吐き気の原因ともなる。厚生省では室内濃度指針値として〇・一ミリグラム／立方メートルを提案している。■

「健ちゃん。これで徳ちゃんの頭痛の原因が判っただろう」

「うん。接着剤かあ。ホルマリンていやだね。使わないで済む方法はないの」

「壁紙の接着剤は改良品が出始めているから多分ホルマリンはなくなるだろう。でも、合板などは輸入品が多いからな。尿素樹脂を使わないとするとずいぶん高くなるかもしれない」

「でも、僕はどうもなかったよ」

「そう。徳ちゃんだって窓を開けたらすぐ直ってしまっただろう」

「うん」

「でももっとひどくなる人がいるんだ。多少の換気では頭痛もおさまらないし、いつまでも眼や鼻がひりひりする。それこそ涙が出ちゃう」

俊一が変な声色を使ったので、思わず健は笑いだしました。それでも真面目に

「お医者さんが言っていたという、化学物質過敏症のこと？」

「そのとおり、シックハウス症候群ともいう」

「シックハウスってなんのこと」

「シックは病気、ハウスは家。このくらいはわかるだろう？

新しい家に入るとかかる病気のことなんだ」

「なるほど」

「その人達は、健ちゃんや徳ちゃんの感じないような少しのホルマリンで症状がおこるんだ」

「大変だね」

「そればかりでなく、ホルマリン以外の空気中の化学物質に敏感に感じて症状がでてくるんだ」

「部屋の空気にそんなにたくさんの種類の化学物質があるの？」

「うん。揮発性の化学物質をＶＯＣと言うんだ。

家を建てるとね、床下の柱には白蟻駆除剤を塗るし、ソファーのポリ塩化ビニルやウレタン樹脂には可塑剤がはいっている。タンスには防黴だの防ダニだのの昇華性の薬剤がある」

と俊一は机の下から何枚かのプリントをだしてきた。それらを整理すると室内のＶＯＣは以下のようである。


家庭で発生するＶＯＣ（揮発性有機化合物）

一　塗料、接着剤等の溶剤から
・トルエン、キシレン、ヘプタン、アルコール類、メチルエチルケトン、酢酸エチル等
一　殺虫剤・防蟻剤
・ケロシン、パラジクロロベンゼン、クロロピリフォス、アレスルリン、ペルメトリン等

一　防菌剤、防黴剤
・チアベンダゾール、クロロメタキシレノール、イソプロピルメチルフェノール等
一　芳香・消臭剤
・リモネン、ピネン／ジクロロベンゼン等
一　電化製品のプラスティック難燃剤
・リン酸トリブチル、トリスリン酸クロロエチル
一　合成皮革等の可塑剤
・フタル酸ジオクチル、フタル酸ジブチル
■

「へー。こんなにあるの。僕たちの周りにある化学物質だよね」

プラスティックや接着剤だけでもいい加減多いと思っていた健には、まだまだ身近に化学物質があるのに驚いています。

「そうさ。健ちゃんなんかはいい匂いだなと思っていたんだろ。でも室内にあるのはせいぜい数マイクログラム／立方メートルぐらいなんだ」

「マイクログラムってなに?」

「一グラムの千分の一がミリグラム、そのまた千分の一がマイクログラムさ」

「そんなに少ない量でシックハウス症候群にかかるの?」

「かかる人もいれば健ちゃんみたいにかからない人がいる。これが対策の遅れの最大の原因さ」

「かかった人は直るの?」

「お医者さんにかかって直る人も多少はいるみたいだけれど、ほとんどは直らないみたいだよ。だから、結局古い家に引っ越したりする。


やはり患者や新築の家に対する対策を考えなければいけないよね。

日本にもホルムアルデヒドの室内濃度指針値はある。しかしホルムアルデヒド以外の物質についてはWHO(世界保健機構)には総量規制のガイドラインはあるが、我が国では平成一二年にはいって測定方法、室内濃度指針を決めようとの動きが始まったばかりなんだ」

この説明の途中で俊一はクシュンと鼻をかみました。俊一は小さい時から花粉症で、健はその説明を受けたこともあります。

「人によってだって。まるでシックハウス症候群は花粉症みたいだね」

と、俊一の様子を見ながら健はいいました。

「そう、僕はねシックハウス症候群てアレルギーの一種じゃないかと考えているんだ」

「するとVOCがアレルゲンというわけだよね」

健は俊一の花粉症と徳子のアトピー性皮膚炎のおかげでアレルギーには少し知見があります。

「うん。昔はあまりいなかったシックハウス症候群の患者が、ここ十数年で急に問題になりだしたのはおかしいと思っているんだ。

花粉症だって叔父さんや親父の子供時代にはなかったのが二〜三十年ほど前から目立ちはじめたんだって。

それは自動車が増え始めたころだろう。

アトピー性のアレルギー患者も昔に比べて増えたし。排気ガスのようなものでアレルギー体質を引き起こし、花粉などがアレルゲンになっているのではないかな。

つまり、正体のつかめない化学物質で免疫系に異常をおこしたものが花粉症や化学物質過敏症になるのではないかな」


俊一が一人考え込みながら自問自答していくと

「ふうん。ちょっと解らないや」

「ごめんごめん。これは僕の勝手な仮説さ。

でもね、最近の科学技術の発達はあちこちに化学物質をまき散らすことになったのさ。

家庭での化学物質は調べただけでも、ずいぶんあったろう」

「うん、それがシックハウス症候群だね」

「屋外なら、この何十倍、何百倍の種類になるんだ。濃度は少ないけれどね。

煙突のけむり、塗装、トンネルやダムの土木工事だって、表の道の舗装工事だって化学薬品は使うし、それに自動車の排気ガス。

なにが出来ているか解っていないものも多いし、ものが解っても人間に対する作用まで判っていないものが多いんだ」

「それがアレルゲンなの？　それともアレルギー体質を作り出すものなの？」

「それが判らないんだ。でもそれをつきとめていかないとね」

「つきとめないと、どうなるの？」

「すぎ花粉症や蕎麦アレルギーの患者がいるから、世の中から杉や蕎麦をなくせと言うことになってしまう」


「ところで俊兄さんはいつごろから花粉症になったの？」

「小学校のなかごろかな。

ちょうど親父の転勤で奈良からこちらへ越してきたころだと思うんだ」

「シックハウス症候群がアレルギーだとすると、突然僕もかかるようになるのかな」

「その可能性はあるね。そういえばアメリカの話で、化学物質過敏症の患者は同じ軍人の中では湾岸戦争に行った軍人のほうが行っていない軍人より数倍多いと書いてあったような気がするよ。

これもなにか特別のものに曝されたのではないかな。

その結果、今までなんともなかった人がある時から突然シックハウス症候群にかかるようになったんだと思うよ。

何も、戦争に行かなくっても、僕たちの周りには変な化学物質が一杯あるからね。いつシックハウス症候群にかかるかわからないよ」

「すごいね。そんなアメリカの資料はどうしてあつめるの」

「健ちゃんも使っているだろう。パソコンのインターネットさ」

「えっ。インターネットってそんなことも調べられるの。僕なんか野球とかスポーツニュースばかりだけど」

「じゃー。ちょっと教えてあげようか」

二人は一階の書斎へと移動しました。そこには俊一の父の克己のパソコンがありました。俊一のパソコンは京都の下宿にあるため、帰省している間はそのパソコンを使って良いことになっていました。

手際よく立ち上げて「お気に入り」をクリックしてヤフー・ジャパンの画面から化学物質過敏症を検索しました。何報か出てきた情報から再クリックを繰り返し瞬く間に

［化学物質による室内空気汚染の現状と対策］
［多種化学物質過敏症の一九九九年米国政府、米国アカデミーの同意事項］

の二報をひっぱりだしました。

初めのほうは、一九九九年七月二一日の建築会館ホールで行われた室内化学物質空気汚染を解明するためにスタートした研究の中間報告書でした。

そして二つ目は、日本語のタイトルがついているが英語の全文と日本語訳がついていました。ページの作成と訳は石川哲という人です。

これは化学物質過敏症の定義となる基準を提案し、またこの基準に合致したら原因解明の研究が途中であっても治療を推進するべきだという米国政府、米国アカデミーの同意事項でした。

シックハウス症候群がアメリカでも問題になっており、治療法が模索中であるのが判る。この中に湾岸戦争従事軍人の罹患率は非従事軍人の二〜三倍、という文章があった。

二つ目の報文のみをプリントアウトして

「どう。簡単だろう。これが湾岸戦争軍人のはなしさ。どうして戦争に行った人の方がかかりやすいのだろうね」

今度はヤフー・ジャパンの画面にもどしながら

「このヤフー・ジャパンのアメリカをクリックするとヤフー・アメリカを呼び出せる」

「本当だね。僕にもいろいろ調べられそうだ」

「今日はここまでにしておこう。

僕たちの周りの化学物質はまだまだ多いけれどまだ知りたければダイオキシンでも調べてごらん」

「ダイオキシンてなに」

「PCBより恐ろしい化学物質さ。今テレビでもいろいろ話題になっているよ」

「そんな化学物質、なくせば良いのに」

「そうはいかないよ。お医者さんにいけば飲まされる薬も化学物質だし、自動車もパソコンも化学物質がなければ動かない。いまさら江戸時代には戻れないだろう」

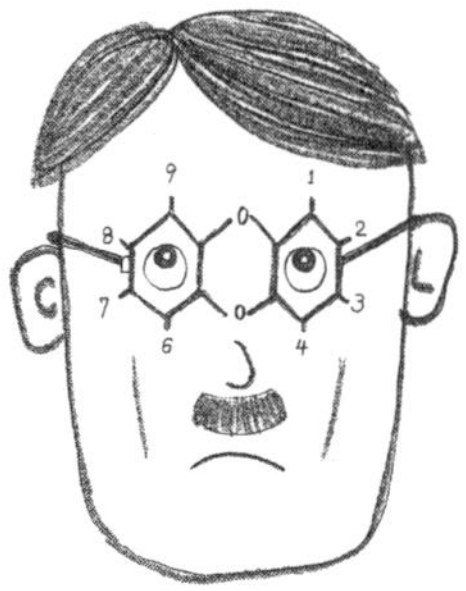

「じゃーどうすれば良いのかな」
「歩みは遅くてもやっぱり制限していくしかないだろうね。
　みんなが化学物質に強くなって、必要なら多少不便でも使用を制限することだね」

お父さんと約束した身の周りの化学物質と自分たちの関連を健は俊一からずいぶん教わりました。それでも俊一に言わすとまだまだ残っているとのことです。聞けば聞くほど恐ろしいようなスリルに満ちた話でした。もっともっと知りたくなりました。今後は自分でダイオキシンを調べて見ようと思いました。

帰りは俊一が車で送ってくれました。町田から横浜の瀬谷区へと国道一六号線を南下しました。ちょうど夕方の五時になろうとしていました。朝からの雨はすっかり止んでビルの切れ目から夕日がちらちらと顔をのぞかせていました。ラッシュアワーで道は渋滞していて二時間以上かかりましたが、健は少しも退屈しませんでした。それは俊一が先週友達と登った山の話をいろいろしてくれたからです。

　南アルプス最高峰の白峰三山を縦走したこと。北岳、間ノ岳、農鳥岳と三千メートルの山々がすばらしかったこと。山小屋に泊まった時の星空がきれいだったこと、お花畑で雷鳥を見つけたこと、そして残念ながらゴミの山も見たこと。

尿素樹脂からホルマリンが出るしくみ

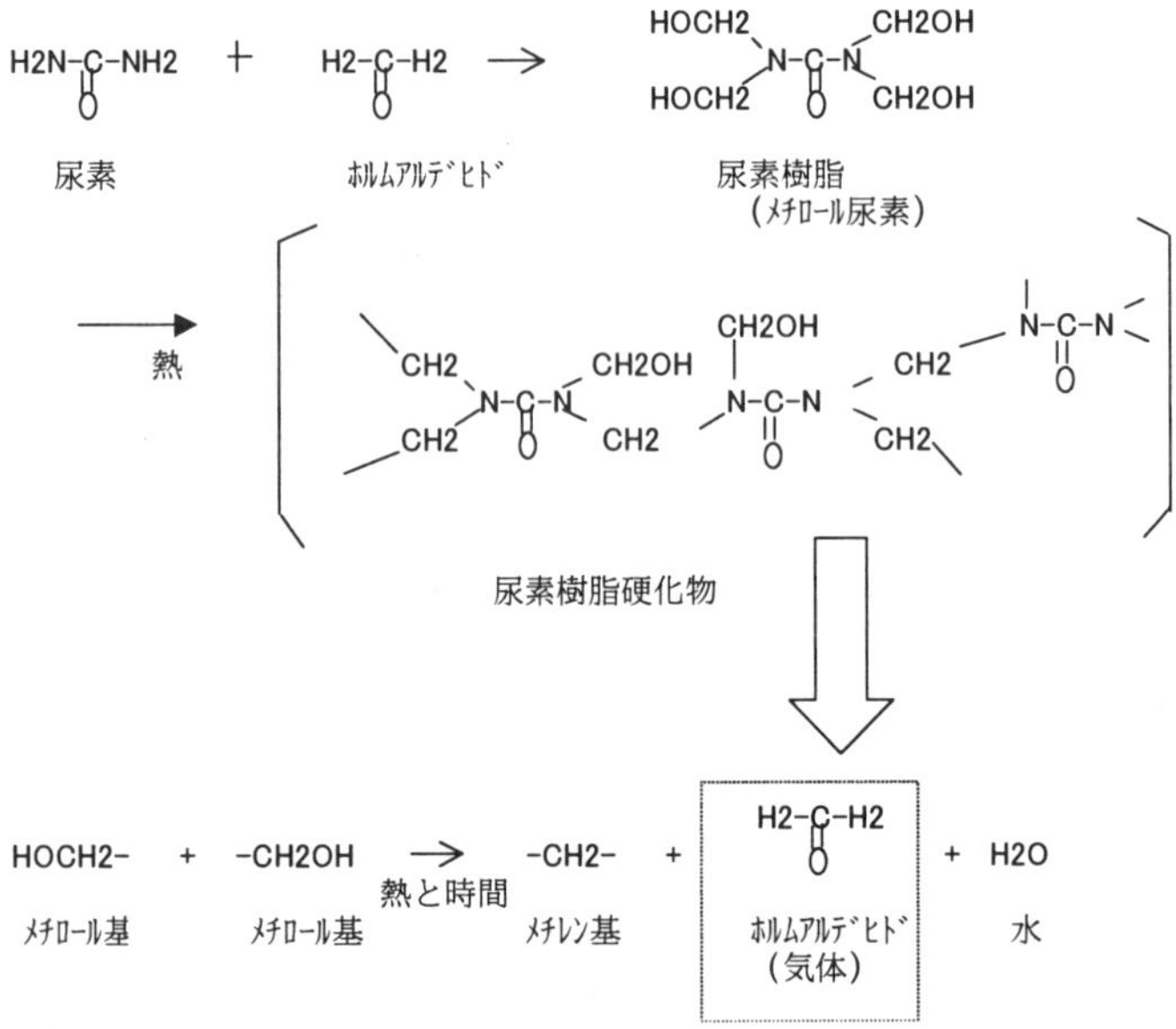

尿素とﾎﾙﾑｱﾙﾃﾞﾋﾄﾞは反応するとﾒﾁﾛｰﾙ基をもったﾒﾁﾛｰﾙ尿素（尿素樹脂）となる。
接着剤として熱をかけるとさらにﾒﾁﾛｰﾙ基が反応（硬化）して尿素樹脂硬化物となる。
尿素樹脂硬化物の２個のﾒﾁﾛｰﾙ基は１個のﾒﾁﾚﾝ基と１個のﾎﾙﾑｱﾙﾃﾞﾋﾄﾞと１個の水になる。

家具等の合板製造物にはこの尿素樹脂硬化物が入っているが、この反応によって生じたﾎﾙﾑｱﾙﾃﾞﾋﾄﾞがまだ完全に抜けきっていなかったり、まだ残っているﾒﾁﾛｰﾙ基によって新たにﾎﾙﾑｱﾙﾃﾞﾋﾄﾞが生じる。

本書では多くをホルマリンと記しましたが、ホルマリンはﾎﾙﾑｱﾙﾃﾞﾋﾄﾞの水溶液のことです。従って、シックハウスの主要な原因物質をなす物の化学物質名は気体であるﾎﾙﾑｱﾙﾃﾞﾋﾄﾞのほうが正しい。

第七章　海水浴の帰り

俊一のいる町田市から帰った三日後、健は海水浴へ行きました。鶴見区にある前の学校の友達から誘いがかかったのです。長島真、北村美子、岩尾繁樹との四人です。みんな前はクラスメートでした。

三浦海岸は平日にもかかわらず夏休みのためか一杯でした。雲ひとつない晴れ渡った青空の下で四人ははしゃぎまわりました。アイスクリームを食べ、昼はラーメン、砂浜ではビーチバレーをと楽しい一日でした。

帰りの京浜急行のなかで、今日はすっかり忘れていましたが、ここのところ頭を離れなかったダイオキシンの言葉がふっと口にでました。

「ダイオキシンて知っている？」と健。

「知っているわ。猛毒なんですって」と美子。

「そんなもの、僕たちには関係ないんだろう」と真。

「関係ないことはないんだ。僕たちから出るゴミを燃やすと出るんだから」

「だからゴミ焼却場から出て来るんだ」

何でもよく知っている繁樹が続けました。岩尾君のお父さんは横浜市の市役所に勤めています。

「ダイオキシンに汚染された野菜を食べるとお母さんのミルクに入り、赤ちゃんが大きくなっても頭が悪くなってしまうらしいわ」

「あ。うちのお袋やられたな。それでおれは頭が悪いんだ」

スポーツマンの真が言うと、プット吹き出した美子は

「冗談じゃないわ。真くんの場合はサッカーボールでしょ」

サッカー部の真はヘディングシュートが得意でした。でも真が頑張りやで試験の前は誰よりも遅くまで勉強していることも仲の良い友達はみんな知っていました。

「でもなんでゴミの焼却場なんかから、そのダイオキシンなんか出てくるんだ。だれがそんなぶっそうなものを持ち込むんだ」と真。

「持ち込むんじゃない。塩素の入っているプラスティックを燃やすとできるんだ」

繁樹は塩素の入っているプラスティックにはポリ塩化ビニルなどがあること、燃やし方によってダイオキシンが出来ること、出来るのはほんの少しなので今までみんな気がつかなかったことなど話しました。

そして、そのほんの少しでも、いつのまにか体内に蓄積されると癌などの原因になることなど話しました。

感心して聞いていた真が

「俺達のゴミからか。ゴミじゃーやっぱり俺達に関係ないことはないんだ。じゃーどんなふうにして燃やせばいいんだ」
「低い温度で燃やすと危ないんだって。八〇〇度ぐらいだったかな。だから家庭でゴミを燃やすことは禁じる必要がある」

繁樹の答えに真は

「あっ。それでこのごろ社宅の焼却炉が針金で封印されているんだ。お袋が焼却炉が使えないとゴミが増えて困るとこぼしていたっけ。壊れているのだとばかり思っていたんだ」
「プラスティックは燃やさずにリサイクルすれば良いのよ」

美子のお母さんは消費者連盟の役員をしています。

「プラスティックのリサイクルってどうするんだ」

例によって真が突っ込みます。

「ゴミにして埋め立てしたり燃やしたりしないで回収して再利用するんだよ」

と今度は健。健はこの問題を一度六年生のときに夏休みの自由研究として調べたことがあります。

「でも再利用は難しいよ」

と繁樹が首をかしげました。

「なぜ、難しいんだよ」

「それはね、プラスティックといってもいろいろ種類があるんだ」

「そうそうペット、ポリエチレン、ポリ塩化ビニル」

と健が俊一との会話を思い出しながらいうと
「ナイロン、テトロン、ポリカ（ーボネート）」と美子が続けました。

「テトロンはペットと同じポリマーだけど繊維のときに使うんだよ」と健は訂正します。

「なかなか良く知ってるね。ほかにあるかな」

「おれも知ってる。マットに使うポリウレタンに車庫の屋根の透明アクリル」

真が言うと、繁樹は
「そのほかに、電化製品のなかに使っているエポキシ樹脂やフェノール樹脂。まだまだありそうだね。もともと用途に応じて使われているんだから、これらを分けて回収しないと再利用できないんじゃないかな」

「私、見分けられないわ。これはなにかしら」

美子がカバンから取り出したのは透明袋にはいったビーチボールでした。今は空気を抜いて折りたたんでありますが、赤と黄色のきれいなボールです。

みんなじっと繁樹を見つめると
「いやだな。僕だってわからないよ。ペットボトル以外は見分けが難しいね」

「じゃーみんな混ぜこぜにして溶かして原料にしてまた成形すれば？」

「そんなことをすれば、ろくな性質の物しかできないし、色も真っ黒になるよ。

それにエポキシ樹脂やフェノール樹脂は溶けないんだよ。

だから今はペットだけと限定して回収しているところはあるんだが」

やっぱり繁樹が一番よく知っています。

「そう言えばお母さんは５Ｒのうちリサイクルが一番最後だと言っていたわ」

「それは何のことだい」

さすがの繁樹も判りません。

「リフューズ(refuse)、リデュース(reduce)、リユース(reuse)、リメーク(remake)、リサイクル(recycle)　つまり買わない・もらわない、必要最小限で、何度も使い、自分で作り直し、それでも駄目ならリサイクルへというわけ」

美子は何か買って欲しいと言うたびに母から言われる言葉を思い出しながら言いました。

「なんかみみっちいな。おれ、好きになれないな」

とさらになにか言おうと口を開きかけた真に、美子は

「これはプラスティックだけじゃないの。地球環境をゴミから守るためには全てについて5Rを守るんですって。本当は私、この言葉は好きになれないの」

「バットもグローブもかあ。ちえっ。大人は勝手だな。自分たちだけさんざん楽しんで地球を汚しておいて。俺達には大事にいつまでも使いなさいか」

みんなちょっと黙り込みました。いつのまにか、電車は横浜駅に着こうとしていました。

健だけはここで下車です。

みんなに別れをつげ、健はひとり相模鉄道の横浜駅に向かいました。

次の電車の中で今日のリサイクルのこと、ダイオキシンのことなどの会話を思い浮かべました。「みんな良く知っているな」とまだ調べてないダイオキシンのことを考えました。

ふと「世の中こんなに平和なのに」という言葉が浮かんできました。なんの脈絡もありませんが。

「よし、インターネットでプラスティックリサイクルをダイオキシンより先に調べて見るか」

と決意しました。

第八章　プラスティックのリサイクル

インターネット

健は、今日はインターネットでプラスティックのリサイクルを調べる予定です。昨日の夜、父から許可も得ています。

「読む時は一回ごとに接続を切るんだぞ。特にプリントアウトするときはきちんと切れよ。うちのプリンターは遅いからな。そうしないとネット代も電話代も高くつくからな」

ヤフー・ジャパンは父の「お気に入り」に入っていることも確かめました。

インターネットエクスポーラーをクリックしてネットページに入りヤフー・ジャパンを呼び出しました。

「プラスティックリサイクル」で検索すると、「一致するページはありませんでした」のメッセージ。「えっ。あっそうか」、今度は「プラスティック　リサイクル」と間に一字空けて検索すると「一三のページが見つかりました」と出た。

一三件の項目をざっと読んでみてもピンと来るものはない。

前に自由研究で父に教わって「日本の火山の種類」をネットで調べていたとき「初めは窓口を大きくして、火山、で検索したほうがよいぞ」と言われたのを思い出しました。

そこで「リサイクル」で検索し直すと六六六件が見つかりました。あとは文字通り時間の問題。

最初の二〇件から次の二〇件とめぼしいものを開いて、またそこからと続けているうちに目的のプラスティックのリサイクルについてかなりの情報がたまりました。

見ていくと「廃棄物処理」「ダイオキシン」も一緒に出てきますが、今度はプラスティックのリサイクルだけに的を絞りました。

特に、東賢一さんの一九九九年一一月二二日「最近のプラスティック・ケミカルリサイクル技術」及び二〇〇〇年六月二六日「ペットボトルの再利用」は大変参考になりました。インターネットで調べると、いかに多くの個人や団体が環境問題の情報をみんなに知らせようと頑張っているかが良く分かります。

必要なものをプリントして調査結果を整理すると——

日本のプラスティックリサイクルの歴史——

一九七〇年　「廃棄物及び清掃に関する法律」（廃掃法）制定
　一般廃棄物（家庭ゴミ）と産業廃棄物の分離
一九七一年　東京都「ゴミ戦争」宣言
　プラスティック処理促進協会発足
一九九一年　「再生資源の利用の促進に関する法律」（リサイクル法）制定
一九九五年　「容器包装リサイクル法」制定
一九九七年　紙、缶、ペットボトルに対し、リサイクル法実施

二〇〇〇年　全容器包装廃プラスティックに対しリサイクル法実施
二〇〇一年　「特定家庭用器機再商品化法」（家電リサイクル）実施■

リサイクルの種類

一　リユース
　プラスティックボトル等洗って再使用。
・ペットボトルの場合
　印刷のないものについて再洗浄、最充填。

二　マテリアルリサイクル
　化学的変化を伴わず、粉砕、融解などでペレットを作成して原料とする。新品の原料からの製品に比べて品質劣化、着色の問題はある。
・ペットボトルの場合
　粉砕して再度成形加工して再利用。透明ボトルでは着色の問題はない。

三　ケミカルリサイクル

合成ポリマーを熱分解などで原料のモノマーに戻す。
・ペットボトルの場合
熱分解で原料のテレフタール酸やエチレングリコールのモノマー類に戻す。

四　フューエルリサイクル
熱分解などで油まで戻し、燃料油、ガス原料として利用する。
・油に戻し、他の石油製品やプラスティックの原料にする。■

プラスティックリサイクルの問題点

一　どの方法をとっても先にプラスティックの種類毎に分けなければならない。
〈対策〉
・プラスティック製品には誰もが解るような原料毎に記号をつけるなどの工夫が必要。
・用途毎に使用プラスティックを統一するような規格が必要。（あまりプラスティックの種類を増やさない。）

一　リユースの場合

印刷や着色されたものはまた分別が必要になる。再充填物が食物や飲料品の場合衛生面での懸念が残る。

〈対策〉

・中身表示・着色デザイン等は後で機械的に剥がすことが出来るラベルまたはフィルムをつかう。

・全国的に統一した洗浄規格を決める。

一　マテリアルリサイクルの場合

再粉砕ペレットからの製品は性能が落ち、着色等が問題。

〈対策〉

・再粉砕ペレットを新品ペレットなみの性能に近づける技術開発。

・再粉砕ペレットでも使える用途開発

一　ケミカルリサイクルの場合

モノマーに戻らない物、戻りにくいものがある。

・モノマーに戻りやすいもの

ペット、ポリスチレン、透明アクリル（ＭＭＡ）

一　フューエルリサイクルの場合

油に戻しても、大半が燃料としてしか使い道がない。

塩素系のプラスティックや難燃剤入りのプラスティック（家電製品に使われる物には火災事故対策として、臭素、燐、塩素等の化合物が難燃剤として入っている）は問題が多い。

〈対策〉
・新分解技術の開発
　塩素系プラスティックや難燃剤入りプラスティックに超臨界水による分解という技術が有効になるかもしれない。
一　最大の問題点は、リサイクルが出来るとはいっても、リサイクルしないほうが安上がりなことである。
〈対策〉
・リサイクル出来るものについてはリサイクル費用を製品に上乗せする。
・リサイクル出来ないものについては特別の物を除き使用を禁止する。

■

ペットボトルのリサイクルの実績

	回収量（千トン）	生産量（千トン）	回収率（%）
一九九三年	○・五	一二四	○・四
一九九四年	一・四	一五○	○・九
一九九五年	二・六	一四二	一・八
一九九六年	五・一	一七三	二・九
一九九七年	二一	二一九	九・八
一九九八年	四八	二八二	一七
一九九九年推定	七六	三三二	二三
二○○○年推定	一○三	三六三	二八

■

健と父の会話

夜、食事のあとで健は今日インターネットでの調査結果を父に見せながら、いくつかの質問をしました。

健の父の古賀雅彦は電気メーカーの技術者ですが電気製品の外側（筐体《きょうたい》と言う）のプラスティックの選定をすることもあって、「俺はそこらの化学屋よりプラスティックには詳しいんだ」と日頃から言っています。


「プラスティックリサイクルでこれだけ調べたよ」

「すごいな。でもインターネットはおもしろいだろう」

「うん。ぼく、はまりそうだよ。

昔、父さんと〈火山〉を調べたよね。その後は野球ばかりだったんだ。こんなにあちこち一人で調べたのは、初めてだよ」

「ほうそれで」

「プラスティックのリサイクルと言っても気になることが多くて」

「何が気になるんだ」

「まず。プラスティックってなんでこんなに種類が多いの。それに色までつけると多すぎるよ」

「ううん。プラスティックの特長は金属にくらべての利点は何だろう?」

「軽くてー……」

健がそこで言葉につまると、あとを父が続けた。

「安くて、成形がしやすくて、きれいな色がつけやすくて、その上透明なのもできる」

「ふうん。それで」

「それで、より安く、より性能の良い物を世界中の会社が競争で作ったんだ。原料の石油はいくらでもあるからね。気がついたら、種類も着色もこうなっていたんだ」

「でも、リサイクルのためにはせめて国内だけでも制限するしかないね」と健。

「ううん…」


技術者の雅彦は、今まで何回か電化製品の筐体に難しい性能の注文をつけてきました。これもプラスティックの種類を増やした原因かもしれないなと思いました。


「お前の言う通りかもしれないね」

「ペットボトルのリサイクルはね…」


さっき父の同意を得て嬉しくなった健は続けました。

「回収率が一九九七年からぐっと増えているでしょう。これは法律ができたせいなんだ。二〇〇〇年には二八%。順調に伸びるよね」

「でもな。お前の表の生産量と回収量の差をみてごらん。どうなっている?」

「えーと。差はどんどん増えているね。回収率が増えても、回収されないペットボトルは増えているということか。何故なんだろうね」

「ペットボトルの生産量が増えて回収装置が追いつかないんだろうね」

「じゃあ。その間はペットボトルを作らなければ良い。僕達も少しは我慢ということをおぼえなければ」


健にかかっては一刀両断です。

でもそこに問題解決の本質があるかもしれないなと雅彦は思いました。

二〇〇一年からは「家電リサイクル法」が実施されます。まずテレビや冷蔵庫、洗濯機等の特定の家電製品だけです。

家電の製造者は金属等の回収が義務付けられます。

雅彦の研究所でもずいぶん議論しました。取り外しやすく、組み立てやすい配線板の位置や内部構造。組み合わせのプラスティック筐体。

中身を取り外した筐体はどうするか。廃棄業者にまわすと今までと同じになってしまう。といって家電メーカーで原料にもどすのは難しい。

プラスティックの種類についてはどうだろう。

リサイクルを考えるとポリエチレン、ポリプロピレン、ポリスチレンの三種類で良いのではないか。

難燃問題は？　臭素化合物や燐化合物は使いたくないな。最近のシリコーン添加物をもう少し調べてみようか。

耐熱性は？　これも最近はメタロセン触媒の開発で、耐熱性のポリスチレンなんかも出来たはずだ。


「もっと電気屋も外側のプラスティックの種類まで議論しなければいけないな」


と雅彦の連想は続きます。

「それに」と健は、ちょっとぼんやりしている父に気づかずに話しを続けます。

「それになんだい？」

「ここ横浜だよね」と健は続けます。

「去年の夏、会津のおじさんのところへあそびに行ったよね」

「それがどうしたんだ？」

去年、雅彦は学生時代からの友達が会津へ転勤したのを機会に、子供達を連れて泊まりがけで遊びに行きました。

そのことを言っているのはわかるが、まだ健が何を考えているのかわからずに雅彦が尋ねると
「あそこでは、ゴミをずいぶん、分けてたよね。ほれ、缶や瓶、缶は鉄とアルミに、それもわざわざつぶしてさ。瓶は色別に。ペットボトルは中を洗ってふたは別にしなければならないとおばさんがこぼしていたじゃない」

「そうだったな」

父には、やっと健が言おうとしていることが見えてきました。

「そうさ。みんな回収のためだと言っていたのを思い出したんだ。

横浜ではなんでみんながそうしないの？」

「横浜ではガラス瓶と缶は一緒に出しているよね。前の鶴見区にいたときもそうだった。そのうえ、ペットボトルは燃えるゴミと一緒だよね。この大きな都会の横浜では一体どうしているのかな。会津より遅れてるんじゃない？」

「横浜では市に廃棄物資源公社というものがあって……」

父は前に研究所の仲間から聞いた話をしました。

「そこで缶や瓶は比重や磁石などを使ってガラス、鉄、アルミを選別するんだ。でもペットは燃やしているかもしれないね」

超臨界水

「超臨界水ってなに？」

また健の質問はとびます。

「ううん。偉いことを知ってるな。

そんなことまでネットに載っているのか?」

「うん。プラスティックの処理に超臨界水が使えるかもしれないとあったんだ」

雅彦にとってもこれは会社の仲間との議論で最近調べたばかりです。

「水は何度で気体になるか知ってるか」

「一〇〇度だよね」

「そう。でも、それは一気圧だからなんだ。もっと圧力をあげると沸騰する温度は高くなるだろう」

父は健に解るように説明を続けました。

「うん圧力がまの料理だよね」

「さらに圧力と温度をあげて行くと、ある温度と圧力のところで液体だか気体だか解らない状態になる。これを超臨界点と言うんだ。そして水の場合は超臨界水といっている」

「その水はどんな性質をもっているの」

「まだ全部はわかっていない。でも本来通常の水に溶けないプラスティックや塩素化合物が超臨界水なら溶けてしまうことがある。すると化学反応や熱分解が起こりやすくなるんだ。

　モノマーまで分解して通常の水にもどせばあとで分離回収がしやすいしね」

「それで、ペットの加熱分解ができるのかな」


少し解ったような気がして健はうなずきました。

プラスティックリサイクルに対する健の結論はやっぱり

・使用するプラスティックの種類はある程度制限する必要がある
・それに僕たちは多少不便でも我慢しなければならない

ということでした。化学技術の開発もそうした方向で競争すべきだと思いました。

健にとって初めてとも言えるインターネットによる調査の一日はこうして過ぎました。

インターネットは本当におもしろい遊び道具のようなものです。難しい調査も苦になりません。今度こそは俊一から言われていた、「ダイオキシン」を調べて見ようと思いました。

リサイクルマーク

プラスティックのリサイクルを推進するためにはプラスティックの分別が必要です。

そのために、プラスティックの種類を消費者がみわけられるようなマークがあれば便利にちがいありません。

アメリカでは下のようなマークがプラスティック製品に印されています。

日本でも最近はPET製品に付けられていますが、その他のプラスティック製品にはまだまだ付いていないものの方が多いのが現状です。

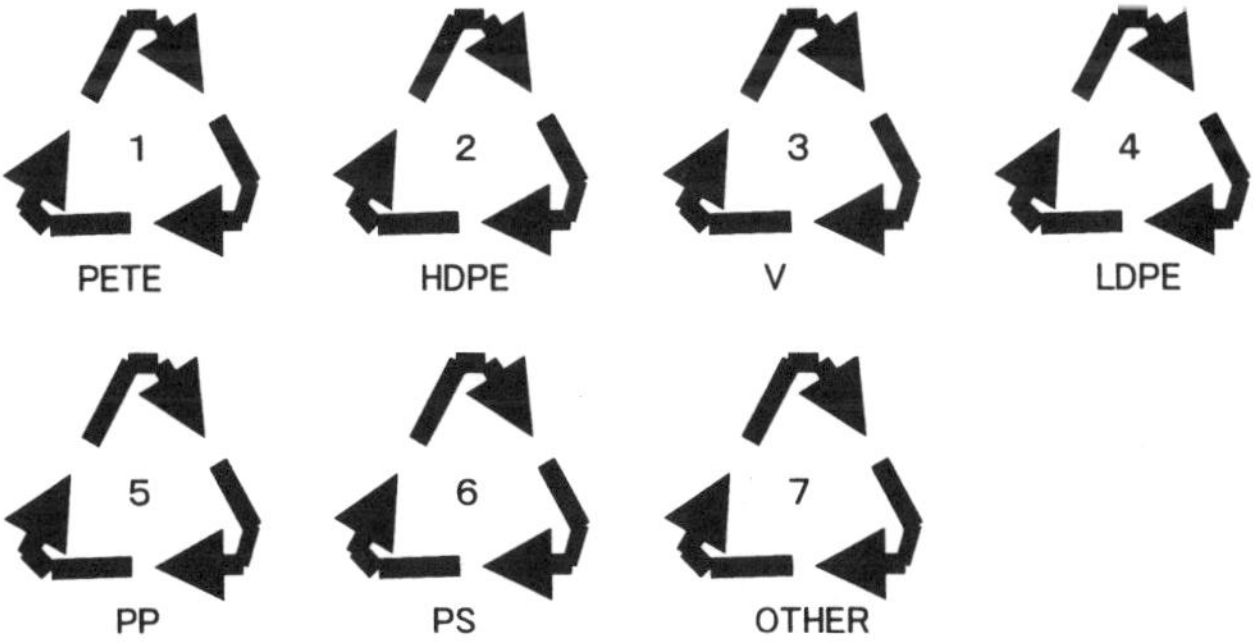

1　ＰＥＴ
2　高密度ポリエチレン
3　ポリ塩化ビニル、ポリブチラール、エチレン酢酸ビニル共重合体
4　低密度ポリエチレン
5　ポリプロピレン
6　ポリスチレン
7　その他

またアメリカではこれらのリサイクルを可能にするために民間のリサイクル業者が多数存在します。

超臨界流体

物質は気体、液体、固体の３種の状態をとる。
この状態は温度、圧力によって変わるが、ある温度・圧力（臨界点）以上の高温、高圧で気体と液体の中間の性質をもつ状態になる。これを超臨界流体という。

この超臨界流体の状態になった水を超臨界水と呼ぶ。
同様に超臨界アンモニア、超臨界二酸化炭素も存在している。

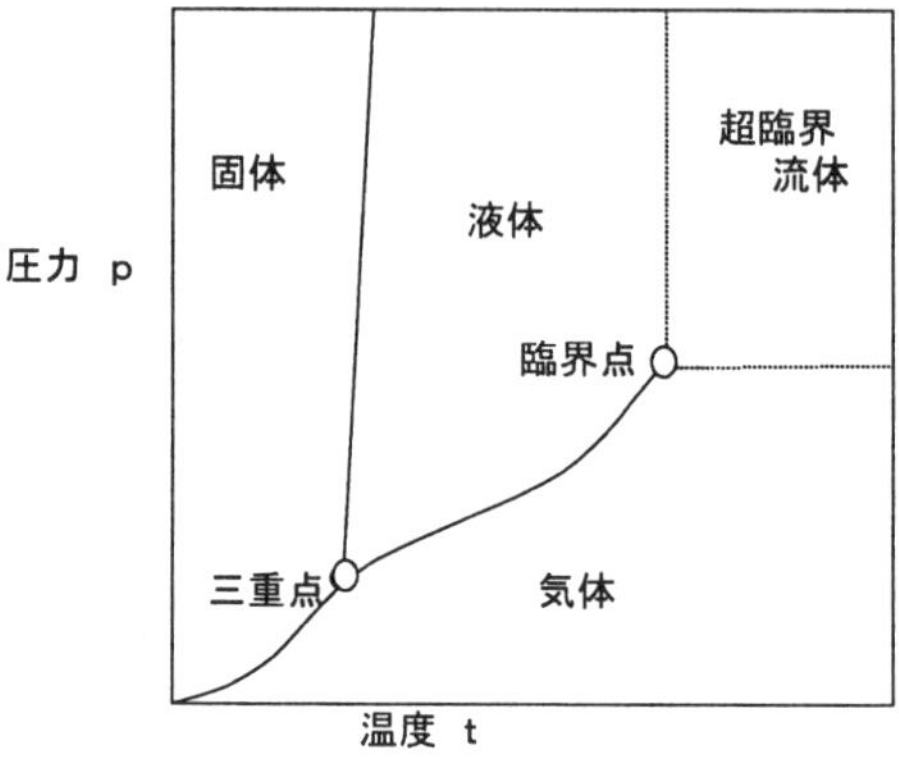

超臨界流体の臨界値

物質	臨界温度（℃）	臨界圧力（bar）
水	374	220
二酸化炭素	31	113
アンモニア	133	74

第九章　ダイオキシン（健の調査）

あの「プラスティックのリサイクル」を調べた二日後、健は再びインターネットによる調査を始めています。今度はダイオキシンです。例によってインターネットページを開いて、ヤフー・ジャパンを開いて、キーワードはそのまま「ダイオキシン」で検索します。

今度は最初から九〇件の情報が出てきました。最初はそのうちの一九件です。一行程度の解説つきのタイトルです。

健にとって関心がありそうなタイトルがいっぱいあります。例えば

・環境フォーラム――ダイオキシンや環境ホルモン、有機塩素系化合物のTCE、PCE等の化学物質汚染について
・環境健康部――環境汚染、環境ホルモンやダイオキシン類の解説

のようなものもありました。

前に比べてインターネットでの調査も大分慣れました。

次から次へとページを開いて、残しておきたいものはプリントして、としているうちにあっという間に二時間がたってしまいました。健の傍らにはすでにたくさんの資料がたまりました。

どういうわけか「環境ホルモン」と一緒の解説が多いことに気がつきました。

健は横浜市瀬谷区に住んでいます。ダイオキシンを調べているうちに横浜市のホームページにも入りこんでしまいました。その中には瀬谷区の「区からのお知らせ」があって瀬谷区内のダイオキシン情報があってぎょっとしました。

二時間はあっと言う間に過ぎました。健はインターネットでの調査を以下のようにまと

めました。

ダイオキシン（健のまとめ）

▼一、ダイオキシンとは——

ダイオキシンは青酸カリの一万倍の毒性を持つ、人間の作った最高の毒物である。

ダイオキシンはそれまでの毒物やＰＣＢが人間の意向に沿って作られたのに対し、意志に反して出来てしまった。

たとえばヴェトナム戦争でアメリカが使った塩素系の枯葉剤には生産者の予期に反して不純物として出来てしまった。またＰＣＢを熱したり、ゴミを焼却すると、と言う具合である。

ＰＣＢがビフェニルという化合物に塩素がついた何種類もの化学物質の総称であったように、ダイオキシンは一つの物質でなく総称である。

ダイオキシンはジベンゾダイオキシンやジベンゾフランにいくつかの塩素が着いた化合物の総称で、実際の化合物の数は数十種類になる。

そのために、ダイオキシンの濃度はダイオキシンの中で最も毒性の強いダイオキシン化合物の量で換算した値で示す。
だからダイオキシンは本来ダイオキシン類といわなければならないかもしれないが
ここではダイオキシンでとおす。

ダイオキシンの性質は青酸カリのように短時間で効く急性毒性だけではない。
ほんの少しが人間の体内に入ると癌になったり、女性の場合は奇形児が生まれたり、
環境ホルモンとしての作用がある。
しかもダイオキシンはなかなか自然には壊れない。
自然環境のなかではPCBと同様にプランクトン→小動物→魚貝類というふうに濃
縮を続け、魚貝類を食べ続けた人間の体内に貯まってしまう。

PCBよりもっと危険な、そして環境を破壊する化学物質である。
日本でもゴミ焼却場の近くに住む人達のあいだで、母乳からダイオキシンが発見さ
れて大騒ぎになったのはこのためである。

いわばダイオキシンは人類の作りだした最悪の化学物質である。

▼二、ダイオキシンはどこで作られるか――

一般のゴミ焼却場で塩素系プラスティックを焼却したり、または塩素化合物と一緒にポリマーや紙を燃やしたときに発生する。

そのほか、製鋼業、亜鉛回収業、アルミ合金製造業、塩素化合物製造の化学工場などがあり、自動車排ガスなども発生源のひとつである。発生したダイオキシンのほとんどは空気中に排出され、かなりの部分が排出場所の付近に貯まる。

空気中に排出されるダイオキシンの量の国（環境庁）による一九九八年の調査では、九〇パーセントが一般ごみ焼却場からであった。

大気の中に排出されていないが、ゴミ焼却場の灰等にも当然ダイオキシンは含まれている。だからその処理には注意が必要である。

▼三、ダイオキシンの出来る条件――

有機物があって塩素混入の恐れのある、三〇〇～八〇〇度の温度工程の存在する設備。

この条件は火葬場さえも該当し、事実火葬場からダイオキシンが発見されたとの報告もある。

また、小さな焼却炉ほど三〇〇～八〇〇度の工程を避けにくいので、家庭用の焼却炉は禁止すべきである。

逆にこの温度工程を出来るだけ経過しないようにすることによって各種産業のダイオキシン発生の量は著しく少なくなった。

日本の場合、今では最大の発生源は温度管理が難しいゴミ焼却場となっている。

▼四、ダイオキシンが関連した世界の事件――

ヴェトナム戦争（一九六二～一九七一年）では肝臓癌、流産、奇形児の発生等でその恐ろしさを示した。

ダイオキシンはその後も世界各地で問題となった。

一九七六年　イタリア、ミラノ近郷の農薬工場での爆発事故でダイオキシンがまき散らされる
一九七七年　オランダ、都市ゴミ焼却場の灰の中からダイオキシンが検出
一九七八年　アメリカ、ニューヨーク州のある町でダイオキシンを含んだ産業廃棄物の埋め立てがわかり、二三九家族が立ち退き
一九七八年　スウェーデン、木材防腐剤にペンタクロロフェノール（塩素系化合物：木材と一緒に燃えると一部がダイオキシンになる）の使用禁止
一九七九年　日本の都市ゴミ焼却灰の中からダイオキシンが検出
一九八三年　アメリカ、ミズーリ州でダイオキシンに汚染された町全体を政府が買いとって、全部の住民及び企業を移転
一九八四年　日本の厚生省が廃棄物処理に係わるダイオキシン等の専門家会議を召集

▼五、ダイオキシンの摂取

少量でもまき散らされたダイオキシンは空気を汚し、土壌を汚し、水を汚す。そし

てこの環境の中で生きている生物を汚染する。

この汚染された植物や動物を食べることによって人の体内に入ってくる。

人間が一日に食べても大丈夫なダイオキシンの量を指針値として日本の環境庁は次のように決めた。（一九九九年、環境庁中央環境審議会ダイオキシンリスク評価小委員会）

四ピコグラムTEQ／キログラム・日

TEQ：もっとも毒性の高いダイオキシンとしての換算値
ピコグラム：一グラムの一〇〇万分の一の一〇〇万分の一

この量は体重五〇キログラムの人でも一日あたり、二グラムの百億分の一しかとれないということになる。

幼児、乳児、胎児はもっと少なくなる。

いったん、ダイオキシンに汚染された土壌はもとにもどすことが難しいため、アメリカでは町全体の立ち退きになってしまった。日本では汚染土壌や汚染焼却灰の処理はほとんど進んでいない。ドラム缶等に詰めて隔離するのがせいぜいである。こうしたダイオキシン汚染物質は日本全国でドラム缶にして何万本もあり、古いゴミ焼却炉の解体に伴ってこれからますます増えそうである。

▼六、横浜市瀬谷区のダイオキシン

公共用水におけるダイオキシンの環境基準は一ピコグラム／リットルとなっている。この環境基準より高い濃度のダイオキシンが各地で検出されて問題になっている。

僕の住む横浜市瀬谷区においても、環境保全局による「ダイオキシン類等の調査結果」が「区からのお知らせ」のホームページに掲載されていた。それによると

大門川水質調査（二〇〇〇年四月六日調査）

区内上流部水路	二六	ピコグラム／リットル
上流部水路暗渠出口	五・五	ピコグラム／リットル
せせらぎ緑口付近	一二	ピコグラム／リットル

流入する境川下流　　○・三　ピコグラム／リットル

この数値の発表をうけて瀬谷区は
1・ダイオキシンの発生源の究明と確定した場合の適切な指導
2・大門川周辺の井戸水への影響調査などを、環境保全局に要請するとともに
3・中流域の「大門川せせらぎ緑道」に「川に入らないよう」掲示
4・井戸水の飲用の自粛ビラを大門川周辺の井戸所有者に配布しました。■

まだ越してきたばかりの僕には大門川はわからなかったが地図で調べるとほんの五〜六キロメートルの近くであった。ダイオキシンが急に身近になって恐ろしく思えた。


ダイオキシンの調査は健にさらに多くのことを考えさせてくれました。

あまり知らなかったダイオキシンは実は健にとっても身近な問題であったこと。

一度出来てしまったダイオキシンは目に見えにくいが、徐々に健をはじめみんなの未来に襲いかかって来ること。

ダイオキシンの恐ろしさを多くの人がインターネットで訴えていること。それにもかか

わらず、まだ関心のない人が多いこと。

ダイオキシンに対して僕たちはなにが出来るのだろう。

自分で勝手にものをもやさない。焼却場の人にダイオキシンを出さないでと頼むだけで良いのかな。いままで溜まったダイオキシンはどうすれば良いのか。

「やっぱり一度、俊兄さんと相談したいな」と思いました。

このダイオキシンの「まとめ」を電子メールで俊一に送りました。

環境汚染と生物濃縮

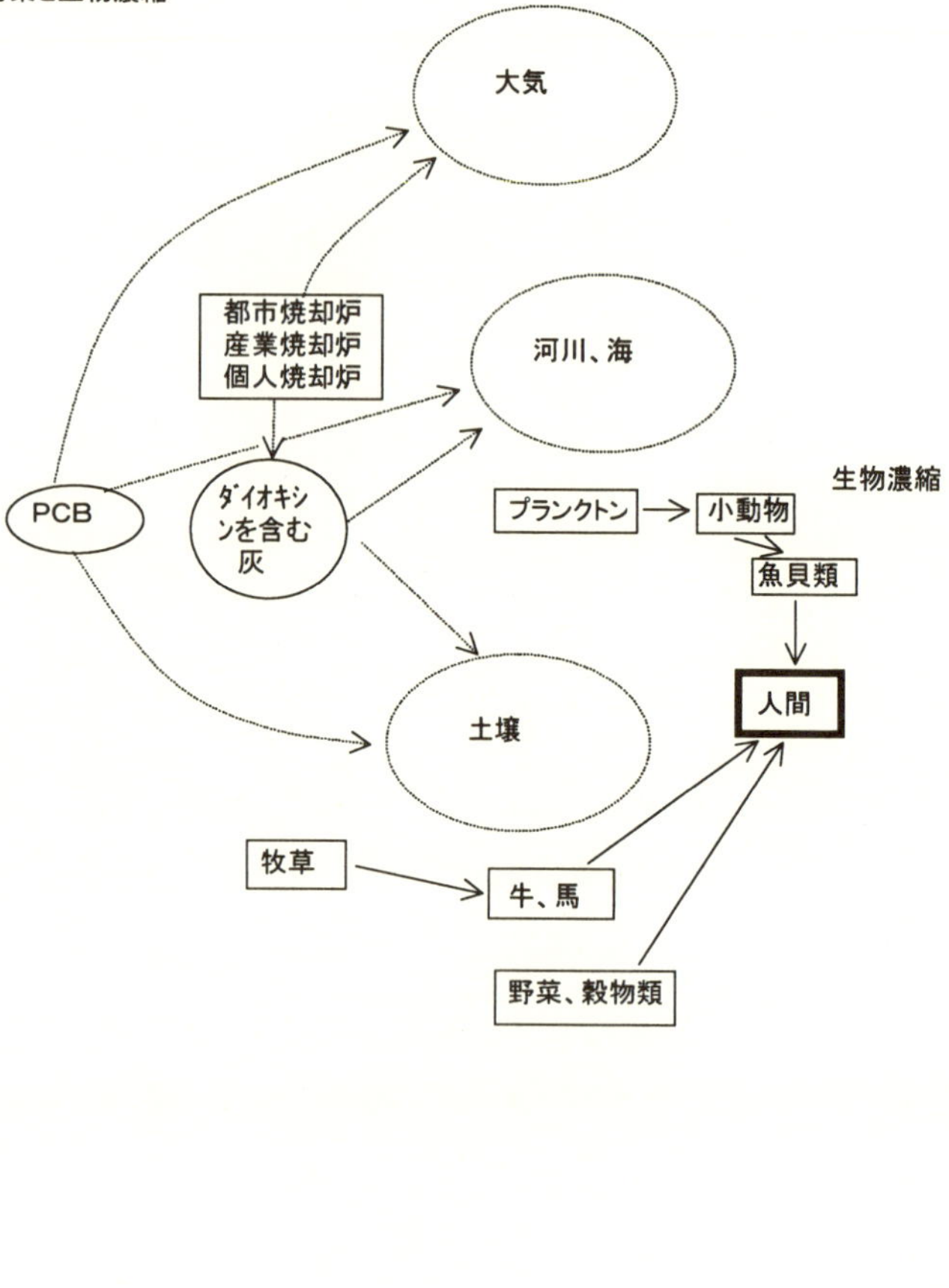
大気
都市焼却炉
産業焼却炉
個人焼却炉
河川、海
生物濃縮
PCB
ダイオキシンを含む灰
プランクトン
小動物
魚貝類
人間
土壌
牧草
牛、馬
野菜、穀物類

第十章　ダイオキシン（健と俊一のメール交換）

翌日、健はまたパソコンの前に座って俊一にメールをうっています。今度もアドレスは町田の克己伯父さんのを使います。

健は小学校のころからパソコンを使っているので、いまでは父の雅彦よりも速くうつことが出来ます。父に言わせると、変則ブラインドタッチだそうです。小指を使わないので正式な指の使いかたではありませんが、ほとんどキーボードを見ずにうつことができます。

その変則ブラインドタッチでメール画面に文章を書いています。

フロッピーに収めてある健のまとめた「ダイオキシン」のファイルも、忘れずにメールに添付することにします。

「ダイオキシン」のファイルは伯父さんのパソコンで使っているのと同じ「ワード」だから、町田でも開けるはずです。

健のメール（その1）

俊兄さん、お元気ですか。先日、宿題をもらいましたね。「ダイオキシン」をインターネットで調べる約束。少し遅くなりましたが、まとめた書類を添付します。開いて見てください。

遅くなったのは、「ダイオキシン」の前に「プラスティックリサイクル」を調べていたからです。「プラスティックリサイクル」についてはまた今度お話します。

それより今日はダイオキシン。

ダイオキシンって本当に恐ろしい化学物質ですね。この前俊兄さんがダイオキシンはPCBより怖いんだといったけれど調べてみるとよく解りました。

しかもそのダイオキシンが僕の近くの瀬谷区を流れる大門川で検出されたんですよ。あっという間に人ごとではなくなったような気がします。

どうすれば、ダイオキシンをなくすことできるのですか？

健■

俊一からのメール（その1）

健ちゃん、メールありがとう。ファイルのまとめもなかなか良くできているよ。それにしても良く調べたもんだ。

でもインターネットはおもしろいだろう。僕も健ちゃんと同じように昔はインターネットで野球や商品広告ぐらいしか見ていなかったんだ。それがある本がきっかけになって「環境問題」を調べるのにネットを使ったところ、すっかりはまりこんだんだ。僕はそのとき高校二年生だったけれど、健ちゃんは中学二年生だからそれより大分早いね。

ダイオキシンをなくすことが出来るかという質問だよね。結構難しいんだ。まずダイオキシンはＰＣＢのように意図して作られていない。今も作ろうとしていない。ただ、できてしまっている。だからＰＣＢのように「製造と使用を禁止する」といっても誰も製造していないし使ってもいないのだから、そのままではなくすことができない。

だけど技術としては減らすことはできる。健ちゃんのまとめにあったように「有機物があって塩素の混入の恐れのある三〇〇度~八〇〇度の温度工程の存在する設備」でダイオキシンができるんだよね。

製鋼業や亜鉛回収業等の工場では原料に塩素化合物を極力使わないようにしたし、塩素化合物の製造工場では反応副産物の処理に八〇〇度より高い温度が常にかかるようにコンピューター制御の燃焼を行った。

それでも原料からは塩素はゼロにならない。空気中や海水や土のなかの無機の塩素化合物、そして石炭にさえも塩素は不純物として少しは、入っている。

同じように八〇〇度以上の温度工程をとっていても室温に下げる工程ではどうしても三〇〇~八〇〇度の工程を通ることになる。

でもダイオキシンの発生は最初より大幅に減ることになる。少なくなったダイオキシンはカーボンなどに吸着させてさらに減らすことにする。

こうした努力で、一九九六年の日本のダイオキシンの排出量が約七五〇〇グラムであったのが一九九九年には約二七〇〇グラムに減った。(環境庁平成一二年、ダイオキ

シンの排出量目録）
それでもまだ多いんだ。ピコグラムに直してごらん。でもそうした努力で発生量を減らすことは出来る、ということで健ちゃんの問いに対する答えとしたい。

俊一 ■

健のメール（その2）

俊兄さん早速の回答ありがとう。ダイオキシンは減らすことはできるが、なくならないことが良く解りました。

そうするとどうして減らすかですね。醤油などがついたプラスティックボトルを燃やしてもダイオキシンはできる。

しかし、それよりも塩素系のプラスティックを燃やすとさらに出来やすい。それなら塩素系のプラスティックはゴミとして別途回収するか、できれば使わなくても良いようにしたいですね。

プラスティックのリサイクルを調べていた時に感じたのですが、プラスティックの種類が多すぎませんか。他のプラスティックに代わることが出来るなら塩素系のプラスティックは製造と使用を制限しては如何でしょう。

それと、既に出来てしまったダイオキシンの無害化処理は出来るのですか？ 前にPCBの問題の時には簡単な無害化の分解方法がないと言いましたよね。それで二〇年以上も前に作ったPCBが今も一万トン以上も処理されずに残っているという話でしたね。ダイオキシンもそれだと困るのだけど。

それからもうひとつ環境ホルモンって何ですか。ダイオキシンをネットで調べて行くと良く一緒に引っかかって来るのだけどちょっと判りにくいのです。

健■

俊一からのメール（その2）

健ちゃん、君の質問はだんだん鋭くなるね。

ダイオキシン問題の一部はプラスティックのリサイクルの法律につながるんだ。

塩素系も含めてプラスティックを燃やす。まずこれを止めることがダイオキシン減少への提言に結びつく。

健ちゃんはもう知っていると思うけど「容器、包装の廃プラスティックリサイクル法」が二〇〇〇年の四月から実施されている。

でもこの容器・包装廃プラスティックには塩素系のプラスティックはあまり使われていないんだ。来年からの家電リサイクル法も塩素系のプラスティックに関してはリサイクルにはいってくる割合は小さいと思う。家電には塩素系のプラスティックは少ないからね。

だから、塩素系のプラスティックは埋め立てか焼却処分にならざるを得ない。焼却だとまたダイオキシンが発生する。

従って、塩素系のプラスティックは使用を制限すべきだと僕も思う。

そして、どうしても使用しなければならないところには、廃プラスティックにするときに少なくとも塩素系のプラスティックの表示が必要だよね。

事実、塩素系の主要なプラスティックの塩ビ（ポリ塩化ビニル）のハウス栽培用途では回収して再生しているものもあるのだよ。もっとも塩ビ全体から言えば二〜三％

にも満たないと思うけれどもね。分けることができればリサイクルもできるのだから、やっぱり使用はそんなふうに制限するべきだろうね。

日本はダイオキシン問題の取り組みが他の先進国に比べて遅れている。ヨーロッパやアメリカがそうなれば日本も動き出すのではないかな。既にヨーロッパの国のなかには、用途によって塩素系のプラスティックの使用を禁止しているところもあると聞いているよ。

それから第二の質問。ダイオキシンの無害化処理。

もちろんあるさ。きちんと八〇〇度以上の温度をかけて燃焼すれば塩化水素まで分解できる。PCBもそうなんだよ。事実、一九八五年には環境庁の主導でダイオキシンを発生しない条件でPCBの燃焼テストが行われている。

あとはお金と場所の問題さ。

ただダイオキシンについてはさらに問題がある。ダイオキシンだけを集めれば焼却可能だが、土壌や水にｐｐｂ（十億分の一）程度含まれるものは抽出や濃縮をしないとやっぱり大変だね。前に健ちゃんが調べたと言う超臨界水による方法もダイオキシン処理には有効だという報告もある。しかし、これも濃度問題がついてまわりそうだね。

でもＰＣＢだけは行方が判らなくなる前に早く処理しなくてはいけないんだ。そうでないと、勝手に他の廃油と間違っていいかげんな条件で燃やされてダイオキシンに変わったり、そのまま環境に撒き散らされると、えらいことになってしまう。

そしてもう一つ、ダイオキシン問題には測定手段の問題がある。大気の環境基準が〇・六ピコグラム／立方メートル、水質が一ピコグラム／リットル。

こんな小さな値を正確に測定するのは大変なんだ、うっかりすると一〇〇万円以上のお金と二カ月以上の期間がかかってしまう。せっかく法律で規制してもこれでは守っていくのが難しいのはよく分かるね。やっぱりダイオキシンが出来ないような条件でものを燃やしていかなければ。

ダイオキシンについて僕たちができることは何か。

・ダイオキシン問題の本質を良く知り、人にも知らせること。
・廃プラスティックは絶対に燃やさないこと。焼却場でも燃やさないように訴えること。
・そのために、プラスティックはリサイクルすること。
・リサイクルできないプラスティックは最少必要量にとどめて使用を制限するよう訴えること。
・それから、各地の焼却場の周りのダイオキシンを含んだ土壌や、解体した焼却炉の行方を監視すること。

第三の質問。環境ホルモン。
やれやれ、とうとう環境ホルモンに来てしまったね。
前のメールで「ある本」がきっかけでネットの調査…ということを書いたよね。僕が環境問題にとりつかれたのも、そして、結局、大学で「化学」を学ぼうとしたのもそれがきっかけさ。

ちょっと難しいかもしれないが、その本を送るよ。この本に、環境ホルモンのことが書いてある。明日にはそちらに着くだろう。『沈黙の春』を読んだ健ちゃんのことだから読めると思うよ。

環境ホルモンについてはこのメールでは書ききれないよ。

だからその本を読んだら、夏休みの終わるまでにまたもう一度、町田においでよ。

俊一■

PCB，ダイオキシンの化学構造式

PCB:ポリ塩化ビフェニル

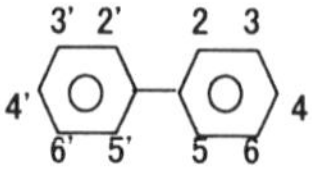

左の構造の化合物がビフェニル。番号は位置を示す。
この2,3,4,5,及び2',3',4',5'の炭素位置に塩素原子が2個以上ついているのがPCB

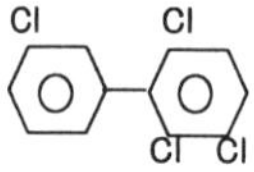

これは2,3',5,6-テトラ塩化ビフェニルという、PCBの一種である。

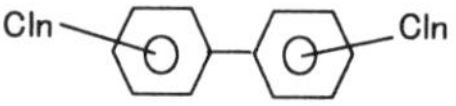

PCBは左のように化学構造式としてあらわされる。
これは、それぞれのベンゼン環に塩素原子（Cl）がｎ個ずつついていることを表す。

したがって、PCBにもいろいろなPCBが存在して、毒性の高い物や比較的低いものがあるが、多くは色々なものが混ざって存在する。

ダイオキシン

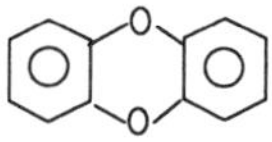

左の構造の物質がジベンゾダイオキシンでPCBと同様に塩素原子が２個以上ついたものがポリ塩化ジベンゾダイオキシン(PCDD)という。多くは色々なものが混ざって存在する。

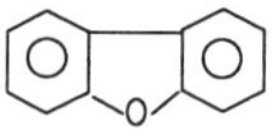

左の構造の物質がジベンゾフランでこれもPCBと同様に塩素原子が２個以上ついたものがポリ塩化ジベンゾフラン（PCDF）という。多くは色々なものが混ざって存在する。

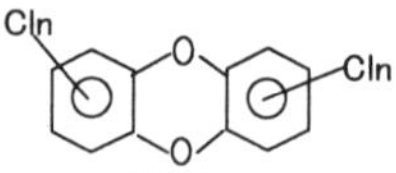

PCDD

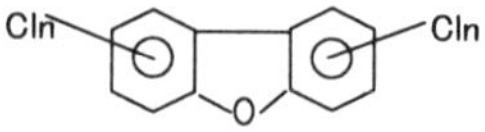

PCDF

この書で言っているﾀﾞｲｵｷｼﾝは上記PCDDとPCDFおよびPCBのなかで特に毒性の高いCo-PCB(ｺﾌﾟﾗﾅｰPCB)の３種をあわせていう。したがってダイオキシン類ということが多い。

第十一章　奪われし未来

俊一からの本が届きました。

奪われし未来

本の題名は『奪われし未来』となっています。

三人の共著です。動物学者のシーア・コルボーン、ジャーナリストのダイアン・ダマノスキ、環境保護財団の代表であるジョン・ピーターソン・マイヤーズの三人です。

けっこう、ぶ厚い三〇〇ページを超す本です。

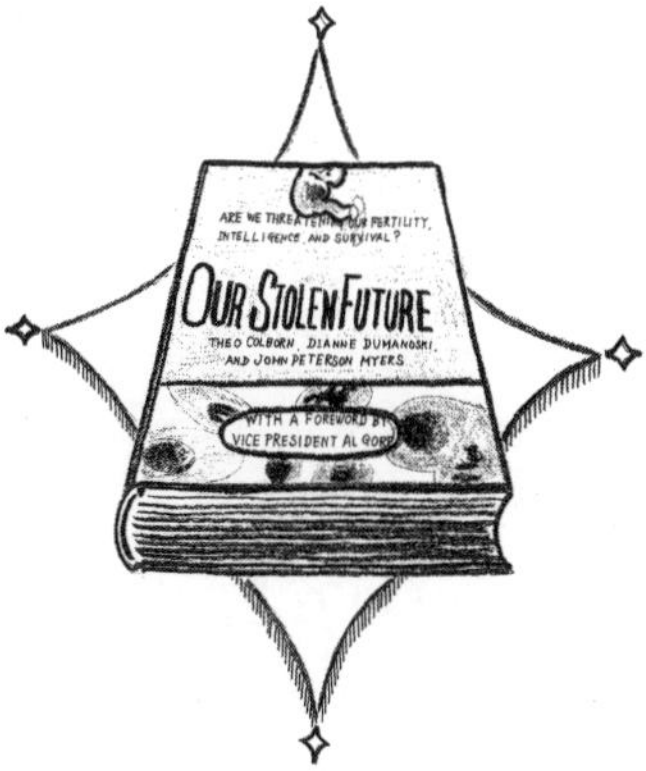

健にとってカーソンの『沈黙の春』より手強くて歯ごたえのある本でした。化学物質による環境の破壊は『沈黙の春』と同じような出だしです。でもそこに書かれていることはもっと怖いことのように健には思えました。内分泌系、とか健には理解しにくい言葉もありましたが、『沈黙の春』よりもっと直接的に人類の未来にとって悪い予感を与えています。

環境ホルモンの意味もどうにか判りました。動物のホルモンのように働く化学物質の偽のホルモンのことです。本当のホルモンと化学構造が違っているにもかかわらず、ホルモン物質と同じように少量で（それこそピコグラム以下の世界で）ホルモンと似た作用を働きかけます。そして生物にとって必要な本当のホルモンの働きを惑わせます。

このような化学物質を環境ホルモンと呼んでいます。

野生動物の観察では、動物の雄が雌のように行動したり、雌が子供を生まなくなったのが観測されました。これは人間の作った化学物質、すなわち環境ホルモンのせいだと考えられています。また人間の精子の数が減っているのが観測され、その原因も環境ホルモンによるものと推測されています。これは人間も含めての種の生存問題です。

そのような環境ホルモンは一種類ではありません。この本の第八章は「ここにも、そこにも、いたるところに」となっていて、プラスティックの安定剤やモノマーの一種から環境ホルモンの作用が発見されたことが述べられています。それこそ「ここにも、そこにも、いたるところに」環境ホルモンが見つかっています。ダイオキシンも環境ホルモンとして働きます。

人間にも野生動物に起こっているようなことが起こるかもしれない。いや実は徐々にもう起こっているかもしれない、と考えるとそれこそ人類の未来はどうなるのだろう。

ここまで来ると、健にはなにをすべきかが判りません。

本には自分を護るために、プラスティックごと暖めた食事をとってはいけない。プラスティックの水は飲むな。水道水は蒸留して飲め。動物性の脂肪を取るのは控えた方が良い。野菜はできれば自分で作れ。

健には、この本は恐ろしい本でした。

健、再び俊一を訪ねる

夏休みも、もうあますところ数日になってしまいました。暑い日は続きますが、いつのまにか蝉の声もヒグラシに変わっています。健は再び俊一を訪ねました。

守口家の庭の百日紅のピンク色の花は、このまえの訪問の時に比べて先端がすこし褪せてきているように思えました。

彰子伯母さんは近くのイトーヨーカ堂まで買い物に行っていて留守でした。訪問は電話で約束していたので、俊一は待っていてくれました。

「暑いね。この暑さはいつまで続くんだろう」

相変わらずの日に焼けた顔をほころばせて、俊一は健に冷蔵庫から冷たいジュースを手渡しながら本題にはいります。

環境ホルモン

「もうあの本を読んだの。結構早いね」

「うん。でもあれは本当のことかな？　生殖異常による動物の絶滅は」

「かもめ、かめ、わに等の野生動物における、生殖異常、雄の雌化は観察による事実だよ。だけど、それは環境ホルモンのためであるということは証明されていないんだ」

「でも」と本を読んだ健は言い返します。

「でも、おおいに疑わしかったよね」

「そう、ある種の化学物質、これを環境ホルモンと言っているが、それはホルモン作用の攪乱を引き起こすことは証明された。こうしたものが野生動物の体内に入れば観察されたように、生殖異常のような事実を引き起こすことが推論されている。そして、ある種の雌化した雄の体内からはそうした環境ホルモンが検出された」

と俊一がいう。正確に話そうとした俊一の語調は急に理屈っぽくなりました。

「それでは証明になってないの？」と健。

「科学的な証明ではないよ。でもかなり、いや大いに疑わしいことは事実なんだ。だから日本の環境庁も含めて、世界中が解明に躍起になっている。

証明するにはもっとおおくの事実の集計からの統計的証明……」

と俊一が言うのを健はさえぎって
「冗談じゃないよ、そんなに多く見つかるようになれば大変だ」

「そう、もう一つの証明はそうしたものを動物に与え続けた何世代にもわたる実験が必要になる。

モルモットなら可能だがあの本に出ていた〈北極熊〉や〈ワニ〉ではね。

ましてや人間に環境ホルモンが作用していることを証明するのは大変なんだ」

「これは、証明されたら遅すぎるんじゃない」

「遅すぎるね」

人間と環境ホルモン

「人間には環境ホルモンのせいだと思われることには、どんなことがあるの？」

「精子の数が減っているというのは本にあっただろう。あれ以後、日本を含めてあちこちの国で確認されている。精子が減ると子供ができにくくなる。

精子の数のように、測定できるものについては変化がはっきりしているのだがそうでないのもありそうだね」

「例えばどんなこと？」

「二匹の雄にはさまれて生まれた雌のネズミの話を覚えているかい」

「覚えているよ。雄のような行動をする雌の話だね」

健にはすぐ『奪われし未来』の本のなかのマウスが一二匹の子供を生む様子が思い浮かびました。そこではマウスの胎児は母親の子宮で三匹ずつセットになっています。雌の雄化行動に疑問を持った科学者は胎児に印をつけて、雄化行動の雌と親の体内での位置の関連を見つけたのでした。

「あの雌は、調べた限りでは体の構造もなにもかも通常の雌と変わらないんだ。ただ胎児のときに雄に挟まれていたため雄のホルモンを少しかぶったと思われるだけなんだ。

ホルモンの作用はそれほど微妙で証明しにくいんだ」

「それはどういうことなの」

「ホルモンの作用では、外見から生殖異常が判断できるほどでなくても、精神的に雌のような雄、雄のような雌、雄過ぎる雄が出来るかもしれない」

「雄過ぎる雄って何？」

「雄は雌に比べて攻撃行動を取りやすい。通常以上に攻撃ぽい雄さ。前の健ちゃんの学校では、すぐかっとなって切れる奴なんかいなかったかい」

「いたいた」

「その子なんか、お母さんのお腹のなかで、ちょっぴり環境ホルモンにふれて男性ホルモンが攪乱されたせいかもしれないよ」

「まさか、そんな」

「これは冗談さ。

でもホモと言われる人達、母性本能に欠ける母親達、切れやすく犯罪に走るティーンエイジャー。これらは昔、少なくとも第二次世界大戦前、化学物質が氾濫する前に比べて多くなっている。ひょっとしたらこれも環境ホルモンのせいかも……」

日本の対応

「カーソンの『沈黙の春』のあとでは日本もいろいろ手をうったよね」

「うん。環境関連の法律をいくつも定め、工場から有害化学物質が排出されないようにする。

またPCBを初め『沈黙の春』に出てきたアルドリン等の多くの塩素系の殺虫剤等は生産と使用が禁止されている」

「今度の環境ホルモンはどうなっているの?」

「日本の環境庁もやっと動き出した。一九九八年になって環境ホルモン戦略計画をうちだしている」

「どんなこと?」

「まず環境庁は文献調査の結果から、環境ホルモンとして疑わしいものを約七〇種類挙げている」

「そんなにあるの。どんなものなの?」

俊一は机の上から何枚かの資料をひっぱりだしました。

『奪われし未来』にもあったよね。

殺虫剤のDDT、DDE、アルドリン、エンドリン、ポリカ(ポリカーボネート)やエポキシからのビスフェノールA、ポリ塩化ビニルらの可塑剤であるフタル酸ジエチルヘキシル、界面活性剤からのノニルフェノール等だよ」

「身近にあるものも多いね」

「うん。この発表のおかげで給食のポリカの食器をやめた学校が続いたよね」

「そのほかには何があるの?」

「これを見てごらん。これが一覧表。ほれ、健ちゃんのお馴染みのＰＣＢにダイオキシン」

「またＰＣＢにダイオキシンか。本当にいやな物質だね。

両方とも即効性の猛毒であり、時間が立てば徐々に効いて癌の原因になるし、そのうえ環境ホルモンかあ」

「そうさ。健ちゃん〈生物濃縮〉って知ってるよね」

「水俣病のアルキル水銀だよね」

「そのとおり。このＰＣＢやダイオキシンは一度外の環境に排出されると簡単に分解しないで漂い続ける。初めはうんと薄い濃度でも動物の体内で徐々に濃くなるんだよ」

「どうして濃くなるの？」

「水に溶けないで体内の脂肪に溶ける。

水に溶けるものしか排泄しない動物が、これの入ってる餌をたくさん食べると自分の脂肪にたまり、もとの餌の何十倍、何百倍の濃い濃度を持つことになる。

小さい動物から大きい動物へとこれを繰り返すと何万倍にもなってしまう」

本には、北極熊がＰＣＢに汚染されて激減した様子が書いてありました。

「あっ。それで北極熊はＰＣＢにやられたんだった。かわいそうに」

「そう。あんなに遠くにいる北極熊でさえもなんだよ。

それに自衛のためには脂肪の多い肉や魚は食べるなと」

「そして、ＰＣＢやダイオキシンだけでなく、ほとんど全ての環境ホルモンが生物濃縮可能物質さ」

「それで日本の環境庁はなにをするの？」

「おや、健ちゃんは国民代表になってしまったのかな」

「だって、これだけ脅かされては僕だって心配になるよ」

「遅れていたダイオキシン対策については、やっと二〇〇〇年一月になって〈ダイオキシン類対策特別措置法〉が施行された。

これでダイオキシンは法律的に排出を規制していく。他の環境ホルモンについては既に生産中止になったものもあるし、一部は従来の〈化審法〉等で既に規制している」

「あれっ。今度は俊兄さんが環境庁長官のような答弁をしている。それはダイオキシン以外は、新しくはなにもできない、と言うこと？」

「そうなんだ。今後も証拠を探しながら他の先進国の実状をみて考える、に近いね」

俊一の答えで健は怖くなりました。そしてこんなにまでしてしまった化学者や大人達に腹がたってきました。悲しくもなりました。

どうすれば良いの

じっと考え込んでしまった健は

「じゃあ、僕たちはどうすればいいの。

有機野菜てあるよね。あれなら化学物質は付着してないよね」

健の質問にしばし考え込んだ俊一は

「それも一つの方法かもしれないが、魚貝類や肉からも入ってくるからね。

それに、農作物全体を考えると、もはや化学肥料や農薬をゼロにしてはやっていけないよ。ますます農業後継者がいなくなってしまう。

それにね、この使い捨ての文化は変えていかなければならないが、それでも日本のみんなが五〇年まえに比べて、暮らしが楽になったのはこの工業化社会のせいだよ。化学物質をなくせ、昔にもどれ、だけでは僕には正しいとはおもえないんだ。いまさら、江戸時代に戻れるかい？」

一呼吸おいて俊一は自分に言っているように話を続けた。

「どうして自分の身を自分で護るかだよね。やはり、日本人の僕はまず日本を動かしたいな。

・それは自分の周りになにが起こっているのかを良く知ること。
・国がなにを考え、なにをしようとしているか監視すること。
・足らないと思うならどんどん国に要求していくこと。
・必要なら疑わしい段階で化学物質の使用と生産を制限すること。それを国に働きかけること。
・化学者や企業にもそれを要求していくこと。
・そのためには化学は難しいなんて言っていずに、とにかくみんなが、化学物質に強くならないといけないね。ひとまかせにせずにね」

その言葉に健はまたまたじっと考え込んでしまいました。

「僕ね。ネットでプラスティックのリサイクル問題や、ダイオキシンを調べていると」

と、健はそのとき不思議に思ったことを続けます。

「たくさんの人が、団体だけでなく、個人で環境問題を訴えているんだ。それも一生懸命僕にも判るように解説しているんだ。それが俊兄さんのいう訴えると言うことかな」

「そうだね。カーソンの『沈黙の春』やコルボーンの『奪われし未来』でもそういうことをまず訴えているのだと僕は思う。

化学物質は悪いところもあるが、役に立っていることが多い。

ただ、大変だ大変だと人に言われて騒ぐだけでなく、何をやらなければいけないかを考え実行していくことが大切なんだろうね。

今は個人でもインターネット等の手段が使えて、身の周りに起きている事件について警告も発せられるようになってきているのだからね」

さらに俊一は続けました。

「僕はね昔から化学が好きだったんだ。高校時代も化学班で活動していたしね。化学の実験はおもしろいし、夏休みには各地の河川の水質調査にみんなで取り組んだものさ。

それが『奪われし未来』にぶつかっちゃって。僕の場合はコルボーンの方をカーソンより先に読んだんだ。

化学って何だろうと考えたよね。それでもやっぱり化学を一生の仕事にしようと決めたんだ」

照れくさそうに俊一はそれだけ付け加えました。

健には、俊一がどうして大学で化学を勉強しようと決心したのかが、なんとなく判ったような気がしました。化学物質の生産と使用の制限には化学者の協力がなくてはならないとおもいました。

「健ちゃん。今度山へ連れて行ってやろうか。山はいいぞ」と突然、俊一が言いました。

「うわー。連れてってよ。うれしいな。約束だよ」

「来月。大学の試験が済んでからだよ」

環境ホルモンとして疑われている化合物

分類	化合物名
殺虫剤 殺ダニ剤を含む	DDD[DDTの代謝物]
	DDE[DDTの代謝物]
	DDT
	アルデイカーブ
	アルドリン
	エスフェンパレレート
	エンドスルファン
	エンドリン
	オキシクロルデン［クロルデンの代謝物］
	カルバリル
	クロルデン
	ケボン（クロルデコン、キーポン）
	ケルセン（ジコホル）
	1,2-ジブロモ-3-クロロプロパン
	シベルメトリン
	デイルドリン
	トキサフェン
	ノナクロル
	フェンパレレート
	ベノミル
	ヘプタクロル
	ヘプタクロルエポキサイド
	ペルメトリン
	ペンタクロロフェノール
	マイレックス
	マラチオン（マラソン）
	メソミル
	メトキシクロル
	リンダン
除草剤	2,4,5-T
	2,4-D
	アラクロール
	アトラジン
	アミトロール
	シマジン
	トリフルラリン
	ニトロフェン
	メトリブジン

分類	化合物名
殺菌剤	ジネブ
	ジラム
	ビンクロゾリン
	ヘキサクロロベンゼン
ﾌﾟﾗｽﾃｨｯｸ関連	スチレンダイマー
	スチレントリマー
	ビスフェノールA
可塑剤	アジピン酸ジエチルヘキシル
	フタル酸ジエチル
	フタル酸ジエチルヘキシル
	フタル酸ジシクロヘキシル
	フタル酸ジブチル
	フタル酸ジプロピル
	フタル酸ジヘキシル
	フタル酸ジブチルベンジル
防汚塗料	TBTC
	TBTO
	TPTC
海面活性	p-ノニルフェノール
その他	2,3,7,8-TCDF
	2,4-ジクロロフェノール
	ｎ－ブチルベンゼン
	ｐ－ニトロトルエン
	オクタクロロスチレン
	ダイオキシン
	ベンゾピレン
	ベンゾフェノン
	PCB
	ポリ臭化ビフェニル
合成ﾎﾙﾓﾝ	ジエチルスチルペストロール

第十二章　八ケ岳

九月に入ると、朝夕はめっきり涼しくなりました。

健は新しい中学に転校しました。心配していましたが、友達もすぐできました。

この学校にはインターネットのクラブがありました。早速健はそのクラブに入りました。インターネットで化学物質だけでなくもっと環境問題を勉強して、ほかの人にも知らせたいと思ったからです。

台風の影響で九月にはいると雨が多く、愛知県の方では洪水災害がおこりました。災害にあった人達のゴミの山をみるとあのゴミはどのように処分されるのかも気になりました。

雨で山の計画も心配していました。しかし京都に戻った俊一からは月末の土、日にかけて八ヶ岳へ登る計画書がメールで送られてきて安心しました。

その日、金曜日の夕方、待ち合わせの新宿の駅に行くと俊一は健の知らない女の人と先に来ていました。宮本弘子さんという、俊一のガールフレンドです。

「君が、健くん？　よろしくね」

俊一と同じように顔は日に焼けていましたが、きれいなソプラノです。俊一とは大学の合唱団で知り合ったそうです。

夜行に乗って翌朝、茅野駅で降りてまたバスに乗って美濃戸口に着きました。良い天気です。広い山道を三人は並んで歩きました。初めての夜汽車はあまりねむれませんでしたが健は元気いっぱいです。あれが阿弥陀岳、こっちが中央アルプス。八ヶ岳は二度目の俊一はいろいろ説明をしてくれます。今日は行者小屋から赤岳へ登るコースです。

沢に沿って山道を進むと、阿弥陀岳、赤岳がどんどん迫ってきます。

コメツガ、シラビソと下ではあまり見ない木が茂っています。

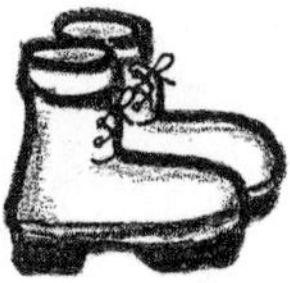

「シラビソの林を出でて
　シラビソの林に入りぬ」

気持ち良さそうに、俊一が大きな声で独詠すると

「なに、それ。白秋の盗作？」

弘子さんがひやかします。そしてどういうわけか、「遙かな尾瀬ー」と歌い出しました。

三人は声をあわせて合唱しながら登りました。

二回の休憩を取るともう行者小屋でした。

「ちょっと、早いけど昼飯にしよう」

俊一の言葉で、弘子さんがザックからおにぎりを出

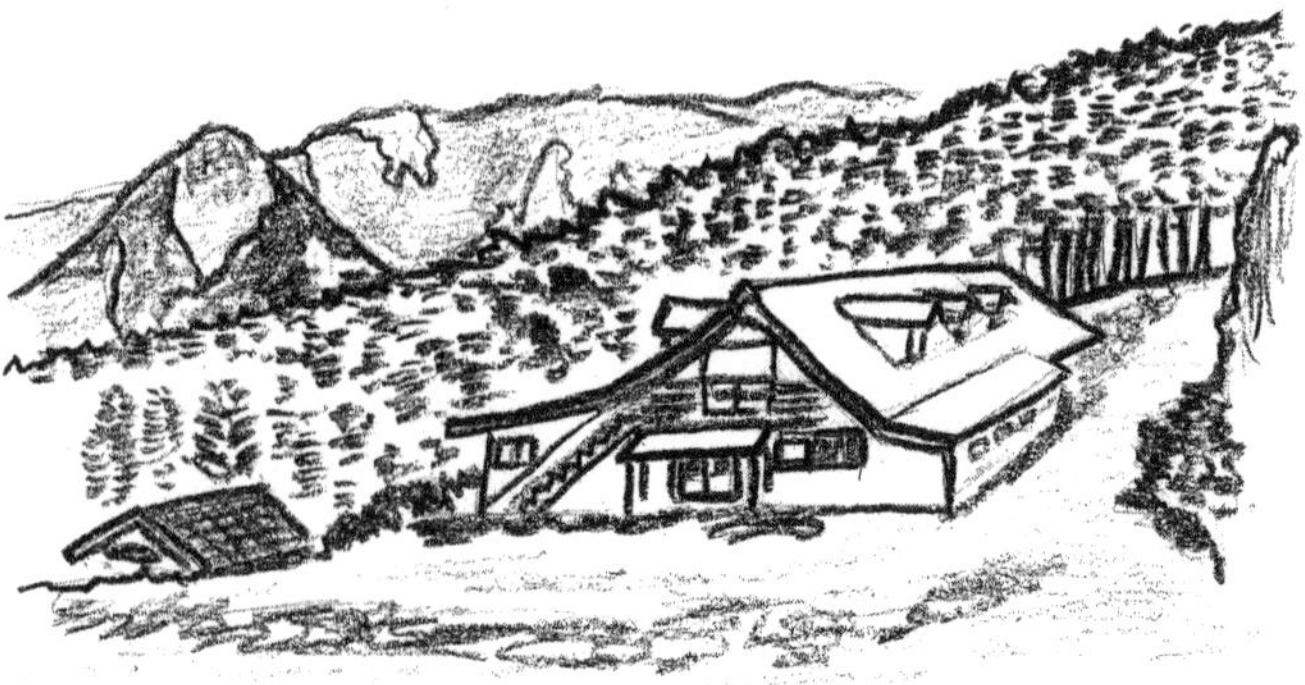

してきました。

「私がにぎったのよ。おいしいのよ」

弘子さんは日野市の実家からきたのです。俊一はラジウスで紅茶をわかしています。山で食べるおにぎりはとびきりおいしいと健は思いました。

オゾン層の破壊

おにぎりをほおばりながら俊一は

「健ちゃん、オゾン層破壊って知っているかい」

「あら、もう次の試験勉強？」

来月の俊一の公害防止の試験を知っている弘子のひやかしに答えて

「違うよ。ここではオゾンがおいしいものだからね。

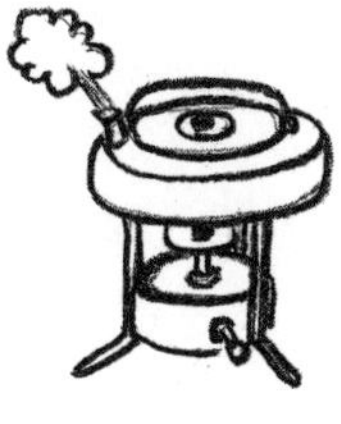

それに、僕は水質の試験だよ。もっとも環境基本法にはオゾン層の破壊に対する地球環境の保全もうたっているけれど」

あわてて、健も会話に参加します。


「オゾン層の破壊って、紫外線のことでしょう?」

「すごいね。健くん。良く知ってるわね」

「では、どうしてオゾン層は破棄されるのかな」

「たしか、フロンガスだったと思うけれど」

「そうだよ。これも化学物質。冷蔵庫やクーラーに使われていたフロンガスは地球の上空まで達してそこにあるオゾン層を破壊するんだ。

九月にはいってだけど、破壊されたオゾン層の穴、南極のオゾンホールが過去最大になったと報道されていたよ」

「ちょっと、それ中学生の健くんには難しすぎるんじゃない」


そこで、俊一は弘子に向かってこの夏二人が交わした環境と化学物質についての話をしました。そして健には充分理解できることを語りました。

「ふうん。健君えらいのね」

ちょっとばかにされたように感じた健は

「妹がホルマリンで頭痛をおこしてから、いろいろ調べると、僕たちも化学物質について知っていなければいけないと感じたんだ」

健の語調を敏感に感じた弘子は真面目に

「ごめんなさい。そういうつもりじゃなかったのよ。

それでフロンガスはどうなったの」

「オゾン層に悪い影響を与えるフロンガスのうち、世界中で強い物から順に製造を止めているよ。

でも一度、空に出したフロンガスはまだ徐々にオゾンホールを広げているんだ」

「怖いのね。それで紫外線が多くなると皮膚癌が増えるわけよね」

「それに、古い冷蔵庫やカークーラーにはまだフロンガスが詰まっているものもあるんだ。

　自分で使っているものがどうなっているのかは自分でまず知らなくっちゃ」

健はまた愛知県の洪水の被災者のゴミの冷蔵庫が気になりました。

地球温暖化

「俊兄さん。環境基本法には地球環境の保全のなかでオゾン層問題以外になにがあるの」

「ううん。地球温暖化、海洋の汚染、野生動物の種の減少、これらにかかわる地球環境の保全だったよ」

「海洋の汚染は判る。野生動物は鯨を守るんだよね。調査捕鯨は止めるのかな」

テレビのニュースで調査捕鯨のことが出る度に「あれは商業捕鯨だ」と真っ赤になって怒っている父の彰彦を見ているために健も調査捕鯨がきらいです。

「おいおい、種の減少は鯨だけではないよ」

俊一は彰彦の持論を知っているので、笑いながら答えます。

「ところで地球温暖化の防止ってなに？　それも人間ができることなの？」健の質問に
「二酸化炭素は知ってるだろう。

ものを燃やしたり息をすると出来るやつさ。

二酸化炭素が増えると、地表からの赤外線を反射して温室のように地球を暖めるんだ。そして、空気中の二酸化炭素の濃度は産業革命以前の〇・〇三％から徐々に増え始め今では、〇・〇四％に増えている」

「私も、聞いたことがあるけれど、そんなの誤差範囲じゃない？」と弘子。

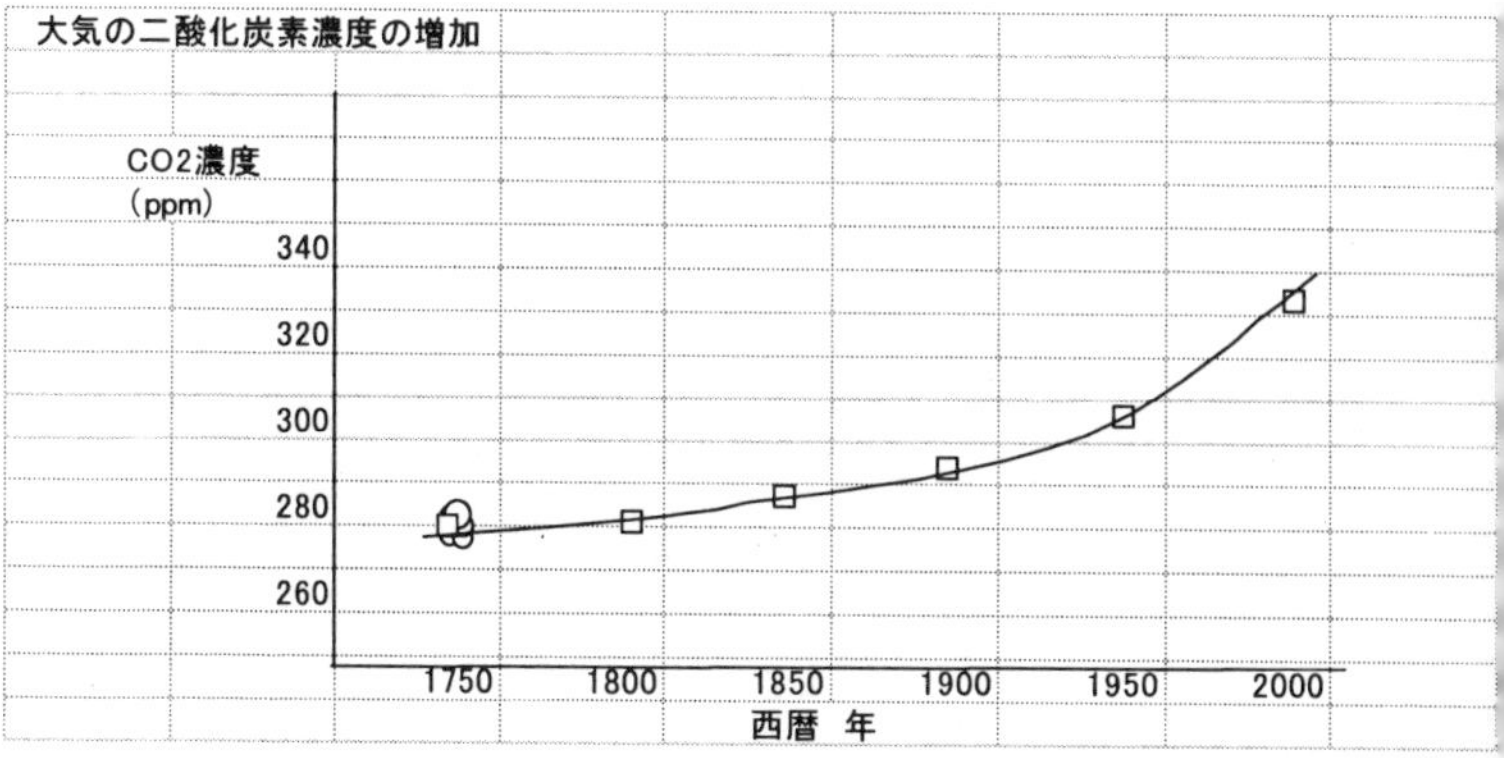

「いや、もう一〇年以上も前から言い出され、それ以来世界中の科学者が地球の空気をあちこちで測定した結果の結論さ」

「じゃー、どのくらいになると危ないの」

「その推定は難しい。だけど一説によると、このままいけば二〇五〇年ごろには平均で二~三度増えて、海面が数十センチ上昇する。既に南極や北極の氷が溶け始めているという報告もある」

「フロンガスも二酸化炭素の増加も原因は人間だよね。地球環境を守るのは難しいなあ」

「二酸化炭素の問題は太陽発電や原子

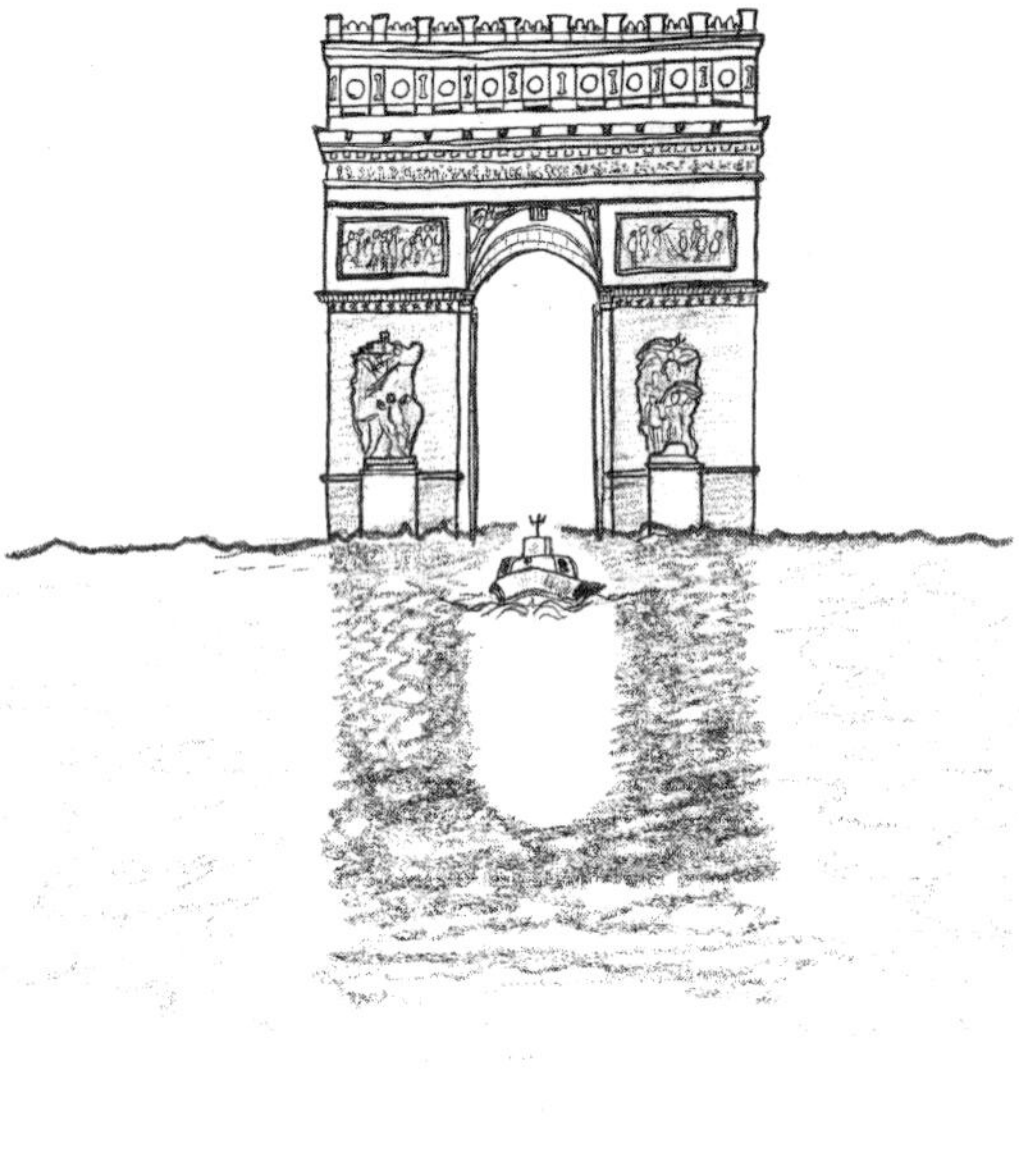

力発電という手もあるが、まずエネルギーの無駄使いを少なくすることだね。今、各国で減少目標を立てて実行しようとしている。でも最後は個人レベルの問題になると思うね」

「そして本当に恐ろしいのは、こういうことで地球全体の気候が大きく変わっていくかもしれないということだろうね」

「どんなふうにかしら」

「偏西風やモンスーン、これらの風の方向や風量が変わる可能性だってあるんだよ」

「私たちはどうすればいいのかしら」

「全ての問題に共通するのはまず我々はなにが起きているか良く知ることだね。プラスティック問題、環境ホルモン、エネルギーの大量消費。少しぐらい不便になっても、我慢して使用を制限しなくては。それには、大量生産、大量消費の文明、文化を変える必要があるんだ」

いつのまにか食事を終えて考え込んだ二人を眺めて
「さあ、これからが本番だ。そろそろ出発しよう」

行者小屋から中岳・阿弥陀岳のコルまで一直線。小休止をとって

「どう、健ちゃん疲れたかい。疲れたなら阿弥陀をとばして直接赤岳へ行ってもいいんだが」

「僕疲れていないよ。せっかくだから阿弥陀岳にも登りたいな」

「そうよ。どうやら健くんが一番元気みたい。若さのせいかしら」

事実、軽い荷物の健はお腹も膨れ、元気一杯でした。

「じゃー、霧が出かかっているようだからも

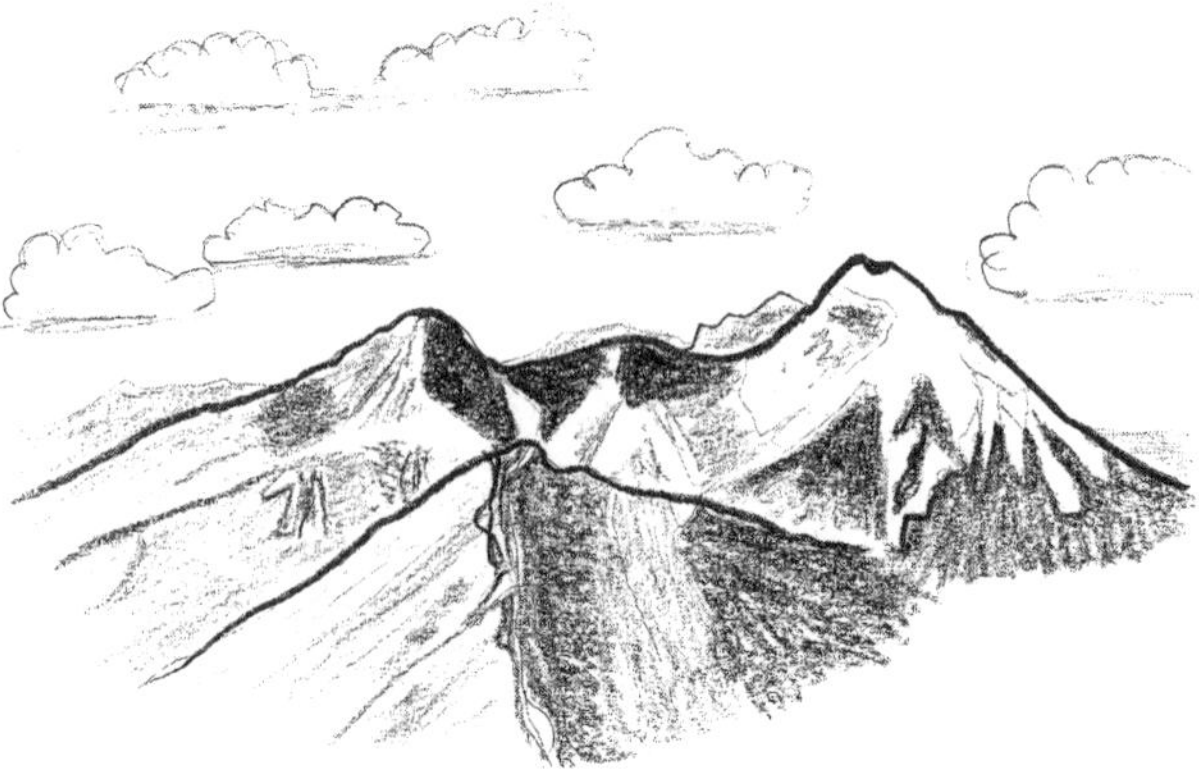

う出発しよう」

コルから、阿弥陀の頂上まで約三〇分。阿弥陀岳は標高二八〇五メートル。もちろん健には今まで登った山の最高峰です。

景色もすばらしいでした。すぐ向かいに標高二八九九メートルの赤岳がのぞめます。地図を見ながら俊一は権現岳、横岳を示してくれました。

頂上ではあまり休憩をとらずにすぐ引き返して先ほどのコルまで同じ道をもどりました。

「さあ、これから目指す赤岳だ」

頂上小屋まで一時間くらいのコースです。鎖場もありました。鎖を使うのは健にとって初めてです。でも怖くはありませんでした。弘子さんも平気でした。小屋には四時ごろ着きました。

夕飯はカレーライス。カレーライスがこんなにおいしいものとは知りませんでした。

三人は小屋で借りた毛布で雑魚寝です。七時にはもう寝てしまいました。健もさすがにつかれてぐっすり眠り込みました。

頂上にて

翌日は朝暗いうちにたたき起こされました。周りを見ると、みんなざわざわとしています。

「これから、頂上へ登るんだ」

部屋の中ではざわざわとみんな出かける用意をしています。すでに出かけた人もいます。薄暗いなかを三人は頂上まで登りました。前の方には懐中電灯の列がちらちらしています。頂上まではすぐでした。

先に登った人があちこちに散らばっています。健達も手頃な場所を見つけて座り込みました。俊一が小さなザックからビスケットとジュースを取り出しました。朝はとても寒かったのですが冷たいジュースは快的でした。

少しずつ明るくなってきたまわりでは、懐中電灯の灯が消えて薄明かりの中に山々の黒いシルエットが遠くにうかんでいます。

ご来光です。真っ白な雲海の一部が赤く染まったと思うと太陽が顔をだしました。だれかが歓声をあげています。不思議な瞬間でした。

妹の徳子のことから化学物質に興味をもち調べ始めてまだ二ヶ月もたっていません。そのあいだ健の内部にはいろいろなことが起こりました。心配、怒り、恐怖。それから自信。俊一という良い先生はいましたが自分でインターネットでいろいろ調べたことが自信につながっています。

化学物質で環境を破壊するのが人間ならそれをくい止めるのも人間です。それは、地味で休むことのない長い長い戦いに挑む覚悟が必要なことは、いうまでもありません。

「よし、僕もやるぞ」

ほんの短い一瞬のあいだに健の頭にそんなことが浮かびました。

赤く染まった雲海も今は元の姿に戻り徐々に切れ始めていま

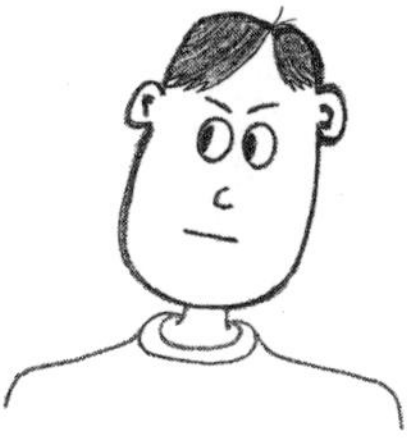

す。富士山も見えます。
アルプスの連山が遠くにみえます。

じっと見ているとさっきの自信と少しのもの悲しさが健をおそいました。
健は自然の美しさから、考えることとさまざまな感情をも受け取っているのです。
この美しい自然を護るのも健たちの仕事です。

オゾン層を破壊する主な化学物質

化合物	構造式	大気内での 寿命　(年)	主な用途* 発泡剤
CFC-11	CCl3F	60	冷媒
CFC-12	CCl2F2	120	洗浄剤
CFC-113	CCl2FCCl2F	90	発泡剤
CFC-114	CClF2CClF2	200	冷媒
CFC-115	CClF2CF3	400	ﾌﾞﾚﾝﾄﾞ用
四塩化炭素	CCl4	50	洗浄剤
1,1,1-ﾄﾘｸﾛﾛｴﾀﾝ	Ch3CCl3	6	洗浄剤

＊　ほとんどの化合物が現在までに生産及び使用の全廃が決まっているが、過去に大気に逃れた影響はその寿命から考えてこれからも続くと、考えられる。

ｵｿﾞﾝ層破壊の化学機構

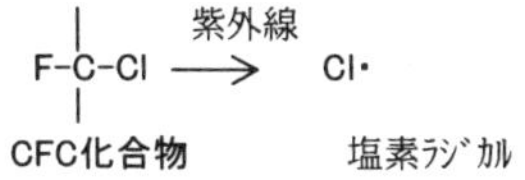

$Cl\cdot + O_3 \longrightarrow ClO\cdot + O_2$

$ClO\cdot + O_3 \longrightarrow Cl\cdot + O_2$

O_3 :オゾン
O_2 :酸素

一つのCFCがオゾン層に達すると連鎖的にオゾンの破壊が進む

オゾン層の役割

オゾン層は地球に藻類が誕生して生み出された酸素が 上空十数ｋｍに達して何億年もの時間をかけて作られたものと考えられている。

このオゾン層は有害な紫外線を吸収して地上の生物を保護している。

人体の影響から見ると、地表に届く紫外線の量が１％増加すると、皮膚癌の発生率が１％増加するといわれている。

物質の分類

分類			例
物質	無機物質		鉄、銅、鉛
	有機物質 ― 低分子化合物	天然低分子化合物	砂糖、サラダ湯、ごま油、プロパンガス
		合成低分子化合物	ｱﾙｷﾙﾍﾞﾝｾﾞﾝ、ﾉﾆﾙﾌｪﾉｰﾙｴｽﾃﾙ等の界面活性剤（洗剤） ﾃﾞｨﾙﾄﾞﾘﾝ, DDT ﾏﾗｿﾝ等の農薬、殺虫剤 殆どの病気の薬類 ｶﾞｿﾘﾝ、軽油、灯油、都市ｶﾞｽ類（石油製品）
	有機物質 ― 高分子化合物	天然ポリマー	蛋白質、澱粉、セルロース、綿、絹、天然ゴム
		合成ポリマー	ﾎﾟﾘｴﾁﾚﾝ、ﾎﾟﾘ塩化ﾋﾞﾆﾙ、尿素樹脂等のﾌﾟﾗｽﾃｨｯｸ ナイロン、ポリエステル、アクリル樹脂等の繊維 クロロプレンゴム、ＮＢＲ等の合成ゴム ウレタン発泡体 ポリ塩化ビニル、ポリウレタン等の合成皮革
	有機金属化合物	天然有機金属化合物	フェモグロビン
		合成有機金属化合物	アルキル水銀、アルキル鉛

本書で取り上げている化学物質とは合成低分子化合物、合成ポリマー、合成有機金属化合物である。

参考文献

R・カーソン『沈黙の春』、青樹簗一訳、新潮社。
バリー・コモナー『何が環境の危機を招いたか』、安部喜也ほか訳、講談社。
武谷三男『安全性の考え方』、岩波新書。
井本稔ほか『接着の科学』、岩波新書。
シーア・コルボーンほか『奪われし未来』、長尾力訳、翔泳社。

著者　よしだ　まさはる［葭田　真晴］

1944年、滋賀県に生まれる。1968年、京都大学理学部化学（修士）卒業。同年、昭和電工㈱に入社し、中央研究所、川崎樹脂研究所など、一貫して機能性高分子の研究と開発に従事し、2000年に退社。

ぼくらの環境戦争
——インターネットで調べる化学物質——

2001年 2 月28日　第 1 刷発行

発行所　㈱ 海 鳴 社

〒101-0065　東京都千代田区西神田２-４-５
電話（03）3262-1967　Fax（03）3234-3643
振替口座　東京00190-31709
E-mail: kaimei@d8.dion.ne.jp
組版：海鳴社　印刷・製本：㈱シナノ

出版社コード：1097
ISBN:4-87525-198-X